女性に優しい鍼灸治療

鍼灸治療院尚古堂 院長
村上裕彦

静風社

はじめに

いまだ知られざる鍼灸治療

皆さんは、どこかで鍼灸院の看板を見られたことがあるかと思いますが、実際には、そこで行われている鍼灸治療を受診された方は少ないかと思います。

おそらく100%の方は西洋医学で治療を受けた経験があり、誕生、いや、妊娠中から今まで、身体に異常があれば、あるいは、身体の状態を知るために各種の検査を受けに病院やクリニックに行かれるでしょう。

しかし、統計の方法にもよりますが、鍼灸治療を受診された方は数%といわれています。

鍼灸治療とは、主に鍼とお灸（モグサと線香）を使用して治療を行い、患者さんの愁訴や病気を改善、消失させていく治療です。

鍼治療は時折テレビなどのマスコミで患者さんが鍼を刺された状態、あるいは鍼灸師が鍼を刺している場面は見たことがあるかもしれませんが、治療全体の流れはおそらく目にしたことはないかと思います。

また、お灸は、季節の風景としてお寺などで行われる「ほうろく灸」の映像を目にするくらいで、治療中の施灸《せきゅう》（＝お灸をすること）場面は、あまり見たことがないかもしれません（※ほうろく灸＝素焼きの皿の「ほうろく」にたくさんのモグサを置き、そのモグサに火をつけてほうろくを頭に載せ、モグサの熱の温かさで健康を促進したり病気を改善させたりします）。

ですから、実際の鍼灸治療の様子や効果は、ほとんど知られていないといっても過言ではありません。

女性のための自然な治療

私の鍼灸治療院の患者さんの7～8割は女性です。

おそらく多くの鍼灸治療院も女性の方が多いかと思われます。

女性は、初潮から始まり、生理痛などの生理に関する諸症状、妊娠・出産あるいは不妊、そして最後に更年期…と、その人生は、初潮から閉経まで、妊娠の準備から出産後の身体の状態など、ホルモンの変化にさらされています。

そのために、女性の身体は日々変化するホルモンによって、男性と違って様々な症状を発症しやすい状況にあり、女性の患者さんは単に愁訴や病気の改善だけではなく、体調のメンテナンスも含めて治療を受けに来院されます。

また、現代は働く女性も多くなり、その合間を縫って食事を作ったり子供や親の面倒を見たり…と女性の環境は厳しいものがあります。

婦人科疾患で来院される動機は、生理に関する諸症状などの場合は、もちろんその痛みや症状を緩和したり消失させたりするのを希望されてのことですが、また、薬を長く服用することに不安を持つ方も少なからずおられます。

さらに最近では、不妊治療も増えてきました。現代生活が女性の身体に負担をかけ、女性の身体が本来自然に持っている生命力に大きな影響を及ぼし、子供を産むという能力を阻害しています。鍼灸治療は、その自然本来の力を出せるように背中を押す治療でもあります。

更年期の方は、西洋医学では、現在は更年期障害を専門とする診療科も見られるようになりましたが、症状により、内科、婦人科、循環器内科、精神科などをたらい回しにされることも少なくありません。

それでも思うような結果が得られずに、最後の頼みの綱として鍼灸治療を受診されます。

鍼灸治療は、これらの複雑な愁訴に対して全身を総合的に判断し、内科・婦人科・精神科など広範囲にわたる更年期症状の治療にあたります。

心身共に厳しい生活を強いられている女性は、少しでも体調不良を改善したり、疲れを取ったり、精神的ストレスの改善などをしたいと願っておられます。

鍼灸治療は、そのものの効果だけではなく、治療中も患者さんとの対話を行うことも多く、また皮膚に触れることもあり、それらの相乗効果によって精神的なストレスを軽減させリラックスできるということもあります。

東洋医学的な世界観

医学といえば当然西洋医学ですが、なぜ、この科学万能主義のような時代に鍼灸治療を受ける方がおられるのでしょう。

東洋医学（今回は鍼灸治療）と西洋医学とでは、根本となる治療哲学が大きく異なるところがあり、身体の捉え方がまったく別な世界観に基づくものが少なくありません。

例えば、婦人科疾患の患者さんでは、私の治療法では必ず鼠径部を診ます。鼠径部の圧迫や緊張が、すぐ近くにある婦人科器官に影響を及ぼすことがあるからです。

しかし、西洋医学では、婦人科疾患の場合、婦人科器官そのものに疾患があるか、あるいは、ホルモンの異常があるかなどに目を向け、鼠径部などはおそらくそれ程注目しないのでは…と思います。

また、東洋医学では「五行」という独特な考え方があり、自然界を五つに分類しています。肝臓といっても肝臓という臓器そのものを指すのではなく、もっと広い概念を持つために「肝」という表現をすることがあります。

そしてそのグループの中に、子宮と目が入っています。ですから、子宮の症状が目に関係することもあり、目を治療することで改善することがあります。

このように西洋医学とは異なる観点から治療することにより、「事前に鍼灸の効果を知っていれば、このような症状は出なかったかもしれないのに…」「鍼灸で治療していれば、不妊治療で悩まなくてもすんだかも…」ときには、「若いときに鍼灸治療を受けていれば、もっと違った人生があったかもしれない…」というような言葉を数多く聞いてきました。

そして私自身も、「この患者さんがもっと早く鍼灸治療を受診してくれていればよかったのに…」と悔やむことが少なくありません。

街中には多くの鍼灸治療院があるにもかかわらず、鍼灸治療そのものがあまり知られていない実情や、一般に考えられている以上の効果があるにもかかわらず鍼灸治療が普及しないことに長い間切歯扼腕《せっしゃくわん》してきました。

また鍼灸治療は、西洋医学のように大規模な機械類や検査器具も使用せずに、あるいは、身体にメスを入れたりすることもなく、ただ基本的に鍼とモグサと線香だけで身体の表面を刺激し治療するだけの、身体の負担が非常に少ない治療です。

古代中国から続く長き時代の治療経験から生まれた鍼灸治療は、女性の治療にとってとても優しい治療といえるでしょう（鍼治療は、鍼が身体に刺入されますが、臓器に届くような深さになることはありません。鍼先が皮膚に接触する程度から身体の部位によって数㎝ほどまでです）。

これは治療法の違いにより異なることがあります。

身体の様々な不調に悩まれている女性の皆さんに、少しでも東洋医学の考え方や身体や症状の捉え方を知っていただき、鍼灸治療によってどのように様々な不調が改善し消失していくのかを理解していただければと思いこの本を書きました。

本書の構成

どこから読み始めても理解しやすいような構成になっています。

また、そのために内容が少しダブって書かれている個所が少なからずあります。

また、第六章の「自身の身体をチェックしてみましょう」には、本文に記載されている東洋医学的な症状や経穴（ツボ）の探し方などが書かれています。

是非、自らの身体の状態を調べていただき、痛みや違和感などを感じましたら鍼灸治療を受診していただきたいと思います。

あるいは、東洋医学で治療の根本的な概念である「未病治」（未だ病にならざるを治す）、つまりまだ病気として現れる前に、予防として、メンテナンスとして鍼灸治療院にご来院下さい。

そして、健康な女性の身体を取り戻したり維持していただきたいと願っています。

心よりご来院をお待ちしています。

目次

第一章　女性に優しい東洋医学

(1) はじめての東洋医学

① 現在の鍼灸治療

皆さんはいくつか異なった鍼灸院で治療を受けると、治療内容の違いに驚くかと思います。

鍼灸治療には、非常に様々な治療法（流派）があり、それぞれが独自の理論に基づいて治療法を確立しています。

解剖学的に、直接筋肉や神経などをターゲットにする西洋医学を基盤にした現代的な治療法がある一方、紀元前からの中国の古典文献などに依拠する伝統的な治療法もあります。

また、東西両医学とは異なる整体やカイロプラティックなどの治療法を組み合わせたり、あるいは、様々な治療法を取り入れて新たな治療法を体系化していこうとする治療法もあります。

現在の鍼灸治療は、これらの治療方法が混在している状態かと思います。

ある程度統一された理論で治療を行っている西洋医学とは異なり、このように多種多様な異なる考え方がある鍼灸治療は、なかなか一般に理解されず受け入れられないところがあります。

古代中国の考え方は、非常に広く深いものですが、東洋医学（今回は鍼灸治療）は、主に鍼灸治療の聖書的存在である『黄帝内経素問《こうていだいけいそもん》』、『黄帝内経霊枢《こうていだいけいれいすう》』、『難経《なんぎょう》』などをはじめとする膨大な鍼灸の古典文献や、鍼灸だけではなく、あらゆる中国の思想哲学からも実証的な経験により得られた治療法です。

しかし、この古典文献の解釈による違いもあり、各流派がそれぞれの解釈を主張することもあり、西洋医学のようにエビデンスを根拠にすることも難しいので、統一された治療法はおそらく確立されることはできないかと思いますが、また、それが鍼灸治療のメリットであり特徴なのかもしれません。また、これが鍼灸治療が西洋医学に比べて思うように広まらない理由になっているようです。

② 身体は自然を映している

皆さんはツボ（鍼灸では「経穴」＝「けいけつ」といいます）という言葉をご存じかと思いますが、鍼灸治療とは、このツボに鍼やお灸などの刺激をして患者さんの愁訴や病気を改善、消失させていく治療です。

「長野式治療法」と「キー子スタイル」

私は、大分県大分市で視力障害があるにもかかわらず、県立病院の理学療法科で治療をされ鍼灸専門学校でも教鞭をとられた経験のある長野潔先生が体系立てられた「長野式治療法」と呼ばれる治療法と、この長野潔先生の愛弟子で「長野式治療法」をベースに中国の古典を深く学び、アメリカのハーバード大学から招聘され、そこで講座を持たれている松本岐子先生が体系立てられた「キー子スタイル」と呼ばれる治療法を学びました。

長野潔先生は主な診断法を後述する脈診で行い、松本岐子先生は腹診で行います。視力障害のある長野潔先生が手首付近だけで診断する脈診を選ばれたことは自然の流れだったのかと思います。

松本先生は、世界十数ヵ国でセミナーを持たれ、その中には医師だけのセミナーをはじめ、医師も多数参加されているセミナーもあります。

私が取り入れているこの二つの治療法は、基本的に東洋医学をメインとしそこに西洋医学的な考え方を取り入れて治療する方法になるかと思います。

ですから、これから私がお伝えする内容は、一般的な鍼灸のお話と「長野式治療法」と「キー子スタイル」で取り入れている治療や考え方に関するお話と、私自身が学んだ他の治療法や文献などが交じり合って構成されています。

現在、ＷＨＯで主たる経穴は３６１穴と決められています。

その経穴の名称は、自然に関する文字や言葉から成っているものも非常に多く、天（天宗）・地（地機）・海（血海）・泉（曲泉）・谷（合谷）・星（上星）・雲（雲門）・水（水道）・風（風池）（カッコ内は、経穴名の一例）など、身体も自然界の一部と考えているのでしょう。

また、神（神道）・霊（霊道）など、神や霊の文字が使用されている経穴は精神的な症状に関係がある場合があります。

また、ＷＨＯでは、経穴名は使用せずアルファベットと番号で表します。たとえば前述した「天宗」はSI11（SI＝小腸経・11番目の経穴の意味）と表されます。

鍼灸治療を学ぶ者の経験や見方などによって、経穴の位置が微妙に異なったり、前述したように古典の解釈によってもそれぞれの治療法によって違うことが多々あります。

あるいは、奇穴《きけつ》といわれるこれらの３６１穴（奇穴に対して正穴《せいけつ》と呼ばれます）とは異なる経穴もあります。

これらの経穴には、例えば、逆子には「至陰《しいん》」という経穴が効果がある…というような鍼灸師でしたら誰にでもよく知られ頻繁に使用される場合もあり、また、それぞれの治療法で特別に使用するような場合や臨床経験から新たに作られることもあります。

ツボのお話（1）… 身体の中に壮大な宇宙が

「中極《ちゅうきょく》」という経穴があります。「中極」は北極星を意味し、恥骨中央の上縁から1寸上方にあります。「璇璣《せんき》」という経穴があります。本来は、渾天儀《こんてんぎ》という空の太陽や月、惑星などの天体の運行を観察する天体観測に使用し、紀元前に中国で作られた精巧な機械です。

位置は、喉仏《のどぼとけ》の数cm下方に胸骨の凹みがあり、その胸骨の上縁中央から約1寸下方にあります。「中極」に痛みや違和感のあるときには、「璇璣」に刺鍼すると、「中極」の痛みや違和感が消失します。

その逆もいえます。

古代中国やヨーロッパ・エジプトなど文明圏では、夜の天空に動かずにいる星＝北極星は目を引く存在であり基準にもなったことは想像に難くありません。

古代中国では、それを身体に当てはめるのは当然のことだったのかと思われます。

また、北斗七星の柄杓の柄の部分ではなく、入れ物の部位の4つの星の名前の一部に「天璇」・「天璣」と呼ばれる2つの星があります。そしてその「璇」・「璣」から一文字を取った「璇璣」は、北斗七星と関係があるのかもしれません。

これも自然界を映していて、身体を小宇宙に例えているのでしょう。

これらのように経穴の名称から治療の手がかりを得ることもあります。

経穴名一つにしても、古代中国の広大な世界観、深い洞察力に感嘆することしばしばです（※1寸＝親指の第一関節の幅を、鍼灸治療では1寸とします…後述）。

また逆に、ある特定の経穴に異常が見られる場合に、治療法によって違いはありますが、病気や症状の原因を推測できる場合もあります。

③病は身体をノックする… 未病治

東洋医学の考え方の基本の一つに「病《やまい》は、大表に出ず」があります。

大表は、体表と考えてよいでしょう。

ですから、病気はまず身体の表に現れてくるということで、鍼灸治療は体表を観察することが主となります。

その体表を観察することによって診断する方法には、望診・聞診・問診・切診とあります。

簡単に説明すると、望診《ぼうしん》は外側から観て診断する、聞診《ぶんしん》は声や呼吸・臭いなどから診断する、問診《もんしん》は現代医学と同様に質問をして診断する、切診《せっしん》は身体に触れて診断することです。

そしてそれぞれの診断は、東洋医学的観点からの独特な方法で行います。

「病は、大表に出ず」というように、病気がまだ発症しないうちからその病気は何らかの形で大表（体表）に現れてくることが少なくありません。そしてその現れ方は、初めに運動器に発症することが多いです。

ツボのお話（2）… 自然災害にも対応する治療

経穴の中に、「列缺《れっけつ》」と「豊隆《ほうりゅう》」があります。

これらの経穴には色々な効果や別名が付けられていますが、その中に「雷様」や「稲妻」を意味するものがあります。

中国の広大な農地に雷が落ちると、一面が平原な農地では隠れる所も時間もなく、多くの農民が雷に打たれ亡くなったり、重体になるようなことが多々あったかと思います。

当然、身体に異常が起きたり瀕死の状態になれば鍼灸師の所に運び込まれてきたことでしょう。そこで、鍼灸師はあちこち改善するような経穴を探し、「列缺」と「豊隆」にたどり着いたのでは…と思います。私は、いまだ雷に打たれた患者さんを診たことはありませんが、松本岐子先生はこのような患者さんを診られたことがあり、症状を改善させています（※落雷に遭った方の症状は様々であり、また、雷に打たれたことによって色々な症状が治り難くなる場合もあります）。

西洋医学でしたら、雷に打たれて発症した火傷やらショックなどに関係のある診療科で個々の処置をするかと思いますが、鍼灸治療では、まず雷に打たれたという根本原因に目を付け治療することから始めるでしょう。この治療は、現代ではどのような意味があるのか考えて、電磁波などに関係があるかも？と考えて話していたら、私のスタッフが電磁波過敏症の患者さん、それに、感電したことのある患者さんにも効果があったとの報告がありました。

このようにして、古代中国の治療は現代にも脈々と影響を及ぼしている、というより、自然という広大なスケールで時空を超えて生きていると強く感じます。日本には豊隆信仰という雷神をお祀りする豊隆神社があります。

50歳代の女性が左肩の痛みで来院されました。その女性の父親は、心臓病で亡くなっています。心臓に関する所見が出ていますので、心臓に関係のある治療をすることによって左肩の症状は改善されました（心臓に異常が出てくると、左肩や身体の左側に症状が出てくることがあります）。

ただ、主訴は改善しましたが、その元になる心臓が弱っている原因の治療を続けないと、また、左肩が痛んだり、心臓を弱らせる原因が他の症状を現してきます。

しかし、患者さんは主訴を治してほしいのであり、心臓を弱らせる原因が重要です…と説明しても理解できません。愁訴が消失した時点でみずから治療を終了されました。残念なことです。鍼灸治療の神髄は、「未病治」＝未だ病にならざるを治す…ということです。このように、心臓を弱らせる原因（未だ病になっていない状態）を治療しておけば、この原因のために後で発症する病気や症状を防ぐことができます。

この方のように、心臓を弱らせる原因が本当に心臓病になる前に、このまま放置しておくと心臓病になりますよ！…と身体に知らせる状態を、私は「病が身体をノックする」と表現しています。

まさに、左肩の症状が「ノック」をしている状態であり、これを放置しておくと、「病」はドアーを蹴破って狭心症などと名前の付いた病気になってしまいます。

体表をノックしてきた病を、体表から病の元を突き止め、体表を鍼やお灸で刺激して病の元を治療していくのが鍼灸治療です。

④ 鍼灸治療の診断

では、鍼灸治療はどのような考えを基に治療を行うのでしょうか。

先に触れました西洋医学的な概念を基盤にした鍼灸治療は、基本的に西洋医学の解剖学に基づいている場合が多く、痛みのある筋肉や神経に直接アプローチする鍼を刺します。

近代の西洋医学は、積み重ねた実験結果やデータから導き出された実証的なエビデンス（証拠）に基づき治療を行っていきます。

東洋医学・哲学に基づく鍼灸の主要な治療理論の一つに、陰陽五行論があります。長年にわたる治療経験から、万物を陰陽、五行に分類してそれを治療体系の中に組み込み、それに基づいて治療します。一見非科学的に思えますが、実際の臨床で使用すると、古代中国の凄さに驚嘆することしばしばです。

陰陽論では男性が陽・女性が陰、身体の背側が陽・腹側が陰、左側が陽・右側が陰…、など他に多くの分類がありますが、男性は暑がり（陽）、女性は寒がり（陰）などは分かりやすいかと思います。

経穴の名前にも、陰陵泉《いんりょうせん》・陰交《いんこう》など、あるいは陽陵泉《ようりょうせん》・陽交《ようこう》など「陰」・「陽」のついた名称が多くあります。

それぞれに、「陰」・「陽」の関係を表したり、治療の指標になります。

五行は、次ページの表を参照して下さい。

東西南北は、五行の代表的なものです（中央が黄色）。

相撲で『赤房』下に寄り切りました…」などとよく「赤房」という言葉が使われたりしますが、これは土俵の南側に当たります。高松塚古墳でも、東側に龍が配置されていますが、これは青龍刀という語があるように五方と五獣の組み合わせであり、白虎隊もこの類に入ります。

また、「青春」という言葉、あるいは、詩人・童謡作家の北原「白秋」は五色と五季の組み合わせであり、皆さんもよくご存知かと思います。

このように五行は私達の生活に深く関わっています。薬膳が流行していますが、食事の内容はこの五行に依るところが非常に多いです。

では、この五行を鍼灸治療ではどのように治療に活かしていくのでしょうか。

表 1 -1 五臓の色体表

五行	木	火	土	金	水
五色	青	赤	黄	白	黒
五季	春	夏	土用	秋	冬
五方	東	南	中央	西	北
五臓	肝	心	脾	肺	腎
五腑	胆	小腸	胃	大腸	膀胱
五主	筋	血脈	肌肉	皮毛	骨髄
五官	目	舌	口	鼻	耳
五志	怒	喜	思	憂	恐
五液	涙	汗	涎	洟	唾
五味	酸	苦	甘	辛	鹹
五気	風	暑	湿	燥	寒
五穀	麦	黍	稗	稲	豆
五果	季	杏	棗	桃	栗
五香	臊	焦	香	腥	腐
五菜	韮	薤	葵	葱	藿
	子宮		虫垂		卵巣
	前立腺		リンパ		
	靭帯		関節		

子宮は五臓では「肝」に属します。そこで、後述する経絡の「肝」に当たる経絡（肝経）に刺鍼したりお灸をします。

また「最近、怒りっぽくなった…」というときには、五志の「肝」に「怒」があるように、何か「肝」に病変が発症しつつあると考えて、肝経や「肝」に関係する他の経穴を治療します。

筋肉痛があるときには、五主の「肌肉」（≒筋肉）が「脾」に属するので脾経や「脾」に関係する他の経穴を治療します。

卵巣は五臓では「腎」に属します。「腎」といっても、西洋医学の腎臓とは異なり、腎臓はもとよりホルモン、骨、根本的な生命力、自律神経等多くのことに関係があります。

ですから、両方の卵巣が正常でないときには、甲状腺も正常でないことがあります。

卵巣の治療（「腎」の治療）をすると、甲状腺の症状が改善することはよくみられます。それだけでなく、卵巣を治療しようと思って「腎」の治療をすると、東洋医学で「腎」に属している他の症状にも影響を及ぼし改善していくことがあります。「腎」の列にある他の五行が、「腎」のグループに属することになり、例えば耳が悪いときには、腎の治療をすることになります（甲状腺は甲状腺ホルモン、卵巣は女性ホルモンなどホルモンに非常に深い関係があり「腎」のホルモン繋がりの関係です）。

「脾」の五味に「甘」がありますが、実際に筋肉が痛むときには、「脾」の治療を行うと痛みが改善するのはしばしば経験することです。

後述しますが、女性に甘い物は禁物です。「甘」は筋肉に関係があると言いましたが、子宮も筋肉でできています。

甘い物は子宮に影響を及ぼし、不妊の方が甘い物をやめただけで（もちろん鍼灸治療をしながらです）妊娠された症例もあります。

陰陽・五行共に、非常に深い内容がありますので、説明はここまでにしますが、五行に関しては折に触れて述べていきたいと思います。

「病は、大表に出ず」でも述べましたが、体表に出た所見を実際に触れて病気や症状を決めていく方法が切診です。

切診の代表的なものには、手首で脈を診る「脈診」があります。「脈診」を中心に診断を行う人たちが、鍼灸治療の主たる治療グループの一つを成しています。左右の手首でそれぞれ3か所ずつ、軽く押圧したり、やや強く押圧したりして正常でない臓腑の診断をします。

それに、腹部の圧痛や硬結などから判断する「腹診」、背部の圧痛や硬結などから判断する「背候診」、舌の色や苔状の様子などから判断する「舌診」などが主たる方法です。

これらに圧痛や硬結・緊張などの反応が出ているときには、それが病気や症状を判断する根拠になり、やはり臓腑の異常や特定の病気の診断となり、また、実際の鍼灸の治療点になったりします。

「右関門」という経穴に圧痛がある場合は、私の学んだ治療法では多くは糖代謝異常と判断します。「神」や「霊」という文字の付いた経穴について少し述べましたが、「気海」というような「気」の付く文字も精神的な症状に関係があり、その経穴名からも効果が推測される場合もあります。

これらの圧痛や硬結・緊張など、あるいは脈の異常に対する治療点を鍼灸で刺激し、異常が改善消失していけば、症状や病気が治っていきます。

その他にも古典には様々な身体の診断方法や、病気の原因、経過、治療法など膨大な知識が書かれており、これらの古典は、今でも現代の鍼灸師の正しい解釈を待っている状況です。

⑤鍼灸治療を受けてみよう

「百聞は一見に如かず」です。是非、まず鍼灸治療を受診していただきたいと思います。

何か病気や症状のある場合だけでなく、今は特に思い当たる異常はないと思っていても、鍼灸治療を受けてみると、西洋医学からは異常がないとしても鍼灸治療からみると異常が現れている場合が多々あります。

まさに、「未病治」の状態です。

鍼灸治療が広がらない理由の一つに、「針やガラスが少し刺さっても痛いのに、鍼を刺して痛くないはずがない！」、「火は熱いのに決まっている！」という先入観があります。

鍼は、ほとんど、あるいはまったく痛くない！といっても過言ではありません。西洋医学の注射針は、針の中を液体が通るために太くなっていますが、鍼治療の鍼は、ただ刺激するだけですので、注射針と比べて随分細く作られています。

身体の部位によって異なりますが、よく使用されるものでは、太さも０・１０㎜〜０・２５㎜程度であり、小児から小学生でも怖がることなく治療を受けています。そして、鍼先は、痛くないような独特の形をしています。

ただ、「響き」といって、重さやしびれ、鈍痛などを感じることがありますが、もし不快や痛みが我慢できないときには、その旨を鍼灸師に伝えれば加減をしてくれます。逆に、その「響き」を好まれる患者さんやまったく痛みを感じないと効いた気がしないという方もおられます。

以前は時折、背中にコイン大の大きな火傷痕の残るようなお灸をしているお婆さんがいらっしゃいましたが、現在、このようなお灸をするところは、まったくといっていいほどないと思います（「お婆さん」と書きましたが、男性では見たことがありません。おそらく、男性は、大きなお灸の熱さに耐えられないのかと思います。ガッシリとした強そうな男性でも、鍼灸治療に関しては「ビビリ」が非常に多いです。そして多くの女性はお灸を嫌がりません。川柳にも「灸点に勇士後を見せる也」というのがあり、勇士も後を向いて怖がっています）。

現在、直接火を皮膚につけるお灸は、火をつけるモグサの大きさによって熱さを加減したり、モグサの火が肌に届く前に鍼灸師が指でモグサを押し付けて消してしまったりして、熱くなく、しかし、皮膚に熱が届くような方法で行っています。

患者さんの皮膚の状態によっては、2～3㎜程度の水疱ができる場合もありますが、時間が経てば元に戻ったり、そこだけ白く抜けるような痕がつく場合があります（モグサの大きさは、お米の半分程度の大きさ〈半米粒大〉、ときにはゴマ粒大、大きくてもお米の大きさ〈米粒大〉が普通です）。

他にも、モグサと皮膚の間にショウガや塩などを置いた「隔物灸《かくぶつきゅう》」、熱くないようにモグサの下に台となる物が付いているお灸（「台座灸《だいざきゅう》」）など色々な種類があり、治療院によって異なりますが、お灸は鍼治療の効果を長引かせたり、冷えを改善したりなどの効果のために使用しています。

台座灸は、時折テレビなどの宣伝で目にすることもあるかと思いますが、近所のドラッグストアでも購入でき、ご自身でも簡単に行うこともでき私も推奨しています。

そして、「灸」は「急」に効くともいわれ、お灸をすえているうちに痛みや症状がスーッと解消することがあります。また、「灸」は分解すると「久」しい「火」と書きますので、長くお灸を続けることもさらに効果を上げることができます。

お灸は原則としてモグサを皮膚に置いてそのモグサに火をつけますので熱さを感じますが、お灸は、ほとんど、あるいは、まったく熱くない！　熱くても「チクッ」という程度です。

当院では、基本的に直接モグサを皮膚に置き火をつけるお灸をしますが、患者さんが希望しない場合には、無理強いはせず台座灸のような他の温灸を選んで施灸します。温灸は、ほんのり温かく感じてとても気持ちがよいです。

また、箱灸といって約10㎝四方の箱の中に炭のようになったモグサの代わりの熱源を入れて広い範囲を温める方法もあります。

あるいは鍼の上にモグサを付け、鍼を刺してお灸で温める鍼と灸をドッキングさせたような灸頭鍼《きゅうとうしん》という方法もあり、いずれも腰などに行うとあまりの気持ちの良さに寝てしまう方も少なくありません。

ただ現在ではお灸、特に直接灸をする治療院は少ない傾向にあります。

では、鍼灸治療を受診したいときにはどこへ行ったらよいでしょう。鍼灸治療の方法は治療法によってまったく異なるとお話しました。主に手足だけの場合もありますし、痛いところを中心に刺鍼する場合もあります。当院のように、頭の先から足のつま先まで必要と思われるところはすべてチェックしたりして治療するというように多種多様です。

ですから、当院では治療や所見を取るところ以外はタオルで覆いますが、基本的に女性の助手が付いています。女性の鍼灸師に治療していただきたい女性のために、女性鍼灸師が施術する女性専門の鍼灸院も増えています。

ホームページで探されるのもよいかと思いますが、できれば何人かの鍼灸治療を受けられた方のお話を伺い自分に合った治療院を探されるのが一番かと思います。

是非、一度鍼灸治療を受診していただきたいと思います。

鍼灸師一同、心よりお待ちしています！

（2）治療の考え方

①原因（バックグラウンド）を考える

何度かお伝えしましたが、鍼灸治療には非常に多くの方法があり、それぞれの治療法は非常に異なることも少なくありません。ですから、これから述べる考え方や治療は、私が学んだ「長野式治療法」と「キー子スタイル」を中心に、その他の治療法から取り入れた考え方を私の理解のレベルで書き記したものです。

「長野式治療法」と「キー子スタイル」の治療の考え方の基本は、現在の症状や病気のバックグラウンド（大本となった原因）に着目することにあります。身体全体はすべてが有機的な繋がりを持ち、生理痛という同じ症状でも、原因（バックグラウンド）が異なっていてもその影響が婦人科器に及ぶことは多々あります。例えば、生理痛に対しては、西洋医学では子宮などの異常や痛みに着目し、ホルモン剤や痛み止めが処方されることが多いかと思います。

しかし、鍼灸治療では、なぜ生理痛が発症したのかの原因（バックグラウンド）を考えます。

尾骨や仙骨の強打や骨折により、骨盤内に衝撃が加わり婦人科器に影響を及ぼし生理痛を発症する、ときには臍ピアスが下腹部の緊張を引き起こし生理痛を発症するなど…、様々なバックグラウンドが絡んでいることが少なくありません。通常では、尾骨や仙骨の強打や骨折、あるいは、臍ピアスなどが生理痛の原因とは思い浮かばないかもしれません。

鍼灸は、個々の人間の体質などの違い（既往歴や家族歴、生活習慣など）に合った治療を施すために、西洋医学のようにあくまで同じ条件でエビデンスを求めることよりも、患者さん固有の全体像を把握して病気や症状を消失させたり改善していきます。

また、何年も前の臍ピアスを開けた穴を押圧すると強い痛みがある、10年以上あるいはそれ以上前の仙骨や尾骨の強打部を押圧すると痛みが残っている…などは、通常ならば1年も経てば痛みは消失して周囲の皮膚感覚と同じになりますが、それが未だに圧痛があるということは、身体がその痛みを治す力がない、そして、その治す力のない状態そのものが原因となったり、あるいはそれに直接的に仙骨や尾骨の強打などが原因となり婦人科器や他の臓器などに影響を及ぼしていることになります。

もちろんこれらの生理痛の治療は、尾骨や仙骨部の強打や骨折による圧痛や違和感などの異常が現在の生理痛に影響を及ぼしているときには、その異常を改善、消失させることより、生理痛も改善、消失していきます。

鍼灸治療は、同じ症状や病気に対して様々な治療法があり、アプローチの方法が異なることによりエビデンスでの効果の確認が非常に難しいことがあります。

それ故、鍼灸治療は経験医学とも呼ばれることがあります。患者さん個々の状態から先人が残した治療方法を追試し、症状や病気が改善・消失することによりその効果を確認し、治ったという事実に目を付けていく方法が鍼灸治療なのかと思います。

② 虫垂炎の手術から

病気や症状のバックグラウンドとなる要因には様々な状況や原因がありますが、その大きな要因の一つに虫垂炎の手術があります。虫垂炎は、現在では薬物療法もあるようですが、今でも虫垂炎を手術された患者さんが少なからず来院されます。

虫垂炎の手術は、外科手術としては非常に簡単な手術で、外科医の卵の医師が最初に体験されることが多いと聞いていますが、第五章の症例にも書かれていますように手術の簡単さに比べてその影響は全身にわたるといっても過言ではありません。

虫垂炎の手術痕が原因（バックグラウンド）となり、現在の症状や病気に具体的にどのように関係してくるのか、虫垂炎の手術の既往歴のある患者さんに対しての診方を例にしてお話ししたいと思います。

患者さんの虫垂炎の手術痕を調べていると、多くの患者さんは「もう20年前の手術ですよ…」などと言われたり、虫垂炎の手術そのものを忘れて既往歴に記載せず、鼠径部の圧痛を調べるに至って初めて傷の存在を思い出されたりします。

術後の期間にはまったく関係なく、他の通常の部位に比べて手術痕、あるいは手術痕の周囲に圧痛や違和感などがあれば虫垂炎の手術痕は治っておらず、虫垂炎の手術がバックグラウンドとして現在の病気や症状・愁訴などに関係があることが少なくありません。

通常は、虫垂炎の手術をしても身体に治す力があれば、数年経過すると傷痕の痛みや違和感などは消失し以後も身体の他の部位に影響はないのですが、治す力がないときには全身に後述するような影響が現れ、様々な愁訴や症状が発症してきます。

しかし、虫垂炎の手術をしたとしても、図（35ページ）に書かれているすべての所見が見られ症状などが発症するわけではなく、患者さんの家族歴や本人の持っている身体的な弱点などに関係するところに影響が現れてきます。一部は、定石のような症状を現すことがありますが、また、虫垂炎の手術をされた方でもまったくその影響のない方もいらっしゃいます。お猪口一杯のお酒でも倒れてしまう方もあれば一升飲まれてもケロッとしている方もおられるように、患者さんの身体の状態により影響は多岐にわたります。

③ 虫垂炎の手術の影響

以下に、虫垂炎の手術の影響について述べます。左ページの図を参照しながらお読み下さい。その影響とは、図の部位に圧痛や違和感のような異常が見られます。また一部は、第六章を参照下さい（図中のA、B、C…などの記号は、文中の記号に対応しています）。

●傷直接の痛み(A)… 以前は、手術痕は虫垂炎を治すことを主にして、傷はあまり考慮に入れないので傷口が大きくなったり引きつれたりしましたが、近年は、なるべく目立たないようにと考えられているせいか、より右下腹部のビキニライン近くに手術痕が残るように手術されるようです。

そのために、腹腔内の実際に手術した虫垂の位置と傷口は異なることもあり、傷痕そのものだけではなく、少し広い範囲を押圧する必要があります。また、傷痕そのものもより小さく細く、中にはほとんど傷痕が見えないこともあります。また、腹膜炎などを併発すると傷痕は引

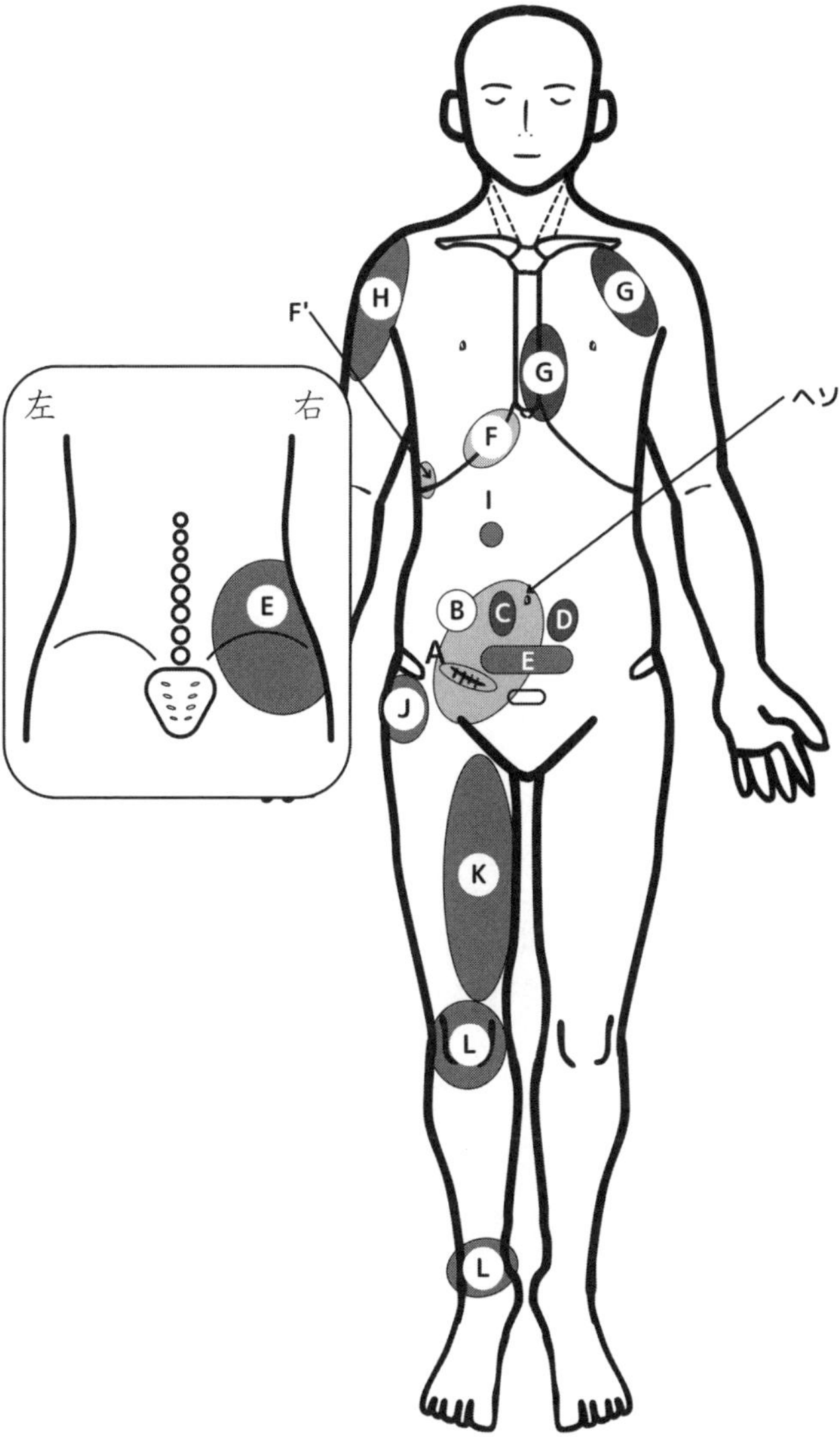

図 1-2　虫垂炎手術の影響

きつれも広く大きくなり、圧痛も強くなる傾向があります。そして、全身への影響も大きくまた広くなることがあります。

最初に傷痕直接に押圧すると強い痛みがあることがありますので、まず傷痕の周囲約1㎝の部位を軽く押圧し圧痛がない、あるいは、弱いことを確認してから傷痕そのものを押圧します。あるいは、傷痕からもっと臍のほうに寄ったところまでを押圧する必要があります。

この傷痕あるいはその周辺の痛みがあるときには、虫垂炎の傷痕は「生きている」そして全身に影響を与え続けている状態が今でも継続していることを示しています。

そして以下の所見は、この虫垂炎の傷に圧痛などの異常が見られることが前提となります。

●臍から右鼠径部までの範囲の痛み(B)… 繰り返し記していますが、鍼灸治療では、肝臓という臓器よりもより大きな「肝」というグループを考え、肝臓はその一部と考えられます。虫垂も「脾」というグループに属し、臍も「脾」に属することがあり、関節も「脾」に属することがあります。ですから、臍から虫垂炎の手術痕、右鼠径部の領域(B)は、同じ「脾」のグループに属することがあり、ここに影響を与えこの領域に圧痛などの所見が現れてきます。

それがこの範囲に様々な症状を発症させる原因となります。また、臍の右側に当たる領域(C)は鍼灸治療では「肺」に当たり(古典にも記載されています)、長野潔先生は「肺」領域は扁桃(免疫）に関係があると考え免疫の反応領域の一つとされました。

肺の領域はこの(B)の領域の一部と重なり、そして近年、虫垂は免疫に関係があることが分かってきています。そのために、虫垂の手術痕は免疫の治療が必要になることがあります。

●腹部瘀血《おけつ》(D)… 第六章に記載していますが、漢方（漢方薬や鍼灸治療）では瘀血という概念があり、現在は西洋医学でも駆瘀血剤（瘀血を排泄する薬）が処方されることがあります。

瘀血があると症状が治り難くなったり、痛みを増悪させたりなど身体に様々な悪い影響を及ぼすことがあります。生理血が充分に排泄されない、あるいは、手術により血液が滞り瘀血の原因となることが多く、虫垂炎の手術をしたときには瘀血の反応部位の圧痛を精査することが必要になります。手術をすると瘀血から逃れられないとも長野先生は言われました。

●虫垂炎の手術痕の近くにある腰や婦人科器などへの影響（婦人科ライン）(E)… 虫垂炎の手術痕の傷痕の癒着や表面の引きつれなどがそれらの部位を引っ張ったり圧迫したりなど直接物理的な影響も考えられます。そのために、生理痛や不妊の原因の一つに虫垂炎の手術が関係することがあります。生理異常が虫垂炎の手術後に発症した場合には、手術後の期間に関係なく、両者には関係があると推測して精査し、関係があると分かれば虫垂炎の手術の影響の処置を治療の流れの中に加えていくことになります（「婦人科ライン」に関しては、「第六章(2)所見をチェックしてみましょう」の「①子宮と卵巣」を参照)。

また、虫垂炎の手術後の腰痛は、手術痕近くの右腰に発症することが普通です。臍・鼠径部に対しても、上述した「脾」のグループということ以外にも、手術痕の近くの物理的な影響も考えられます。

松本岐子氏のセミナーでは、虫垂炎の大きな傷が腹部の左側を引っぱり、左側の脇腹が緊張し、それがさらに左肩の痛みを誘発した症例の方がいました。もちろん、虫垂炎の傷痕の痛みを消失させたら、左肩の痛みも消失しました。

●肝臓と胆のう(F)… 虫垂炎の手術をすると肝臓に影響があると長野潔先生は言われました。これは、先生の長年の経験から得られたものです。

そして、虫垂炎を手術された患者さんの多くは、肝臓領域に所見が現れてきます。また胆のうと肝臓は関係があり、胆のう疾患を発症することがあります。私の患者さんに、10歳代に虫垂炎の手術をし20歳代初めから胆のう炎に長く苦しまれた方がいます。虫垂炎の治療をすることで胆のう所見が改善し、時折起こる胆のうのうずきも、ほとんど発症しなくなりました。

●心臓(G)… 鍼灸治療では、「『実』極まれば『虚』となる」という言葉があります。

簡単に述べれば、「実」というのはその臓器のエネルギーが正常より増えている状態、「虚」

というのはその逆ということになるでしょうか。

そして、『肝実』が極まれば『肝虚』となる」といわれ、「肝」が強くなりすぎれば（肝実）かえって「肝」が弱まる状態（肝虚）となり、それは心臓に負担をかけるといわれます。

虫垂炎の手術↓肝実↓肝虚↓心臓が弱る…という流れを辿ることがあります。

ちょうどブラジャーの左側周囲付近が心臓(G)の反応がよく出る部位であり、虫垂炎の手術の既往歴がある患者さんにこの領域に所見が出ている場合には、虫垂炎の手術痕の圧痛などの異常を消失・改善させると心臓の反応が消失・改善することが少なからずあります。

そして不整脈なども改善することがあります。

●右肩・上腕部(H)…肝臓(F)に反応が出ると右肩に症状が出ることがあります。
これは、虫垂炎の手術だけではなく、飲酒や肝臓病などで肝臓(F)の反応が出ている場合でも同様です。虫垂炎の手術の既往がありましたら、虫垂炎の手術痕の圧痛などの異常を改善・消失させれば、右肩痛も改善・消失していきます。

もし、虫垂炎の手術痕の圧痛などを改善・消失させても右肩痛がまったく変わらないときには、まったく別の事柄が原因であるということになります。

●右上腹部(I)…ここには右関門という経穴があり、膵管が十二指腸に開口する部位に当たり特に糖代謝不全（甘い物の摂りすぎ）のときによく反応が出てきます。甘い物も「脾」に属していますから、虫垂と同じグループですので影響を受けやすい部位となります。虫垂炎を発症した方は、甘い物の影響を受けやすく普通の人以上に甘い物は避けたほうがよいです。

●右股関節(J)…関節も「脾」に属します。そして股関節も虫垂炎の手術痕に近く物理的な影響を受けやすくなります。

●右太もも内側(K)・●右脚（特に膝や足関節）（L）…前述したように虫垂炎の手術痕は鼠径部に影響を及ぼします。そのために、鼠径部に圧痛を発症させたりまた緊張したりします。

その圧痛や緊張が下肢への血管の圧迫するために、特に太ももや膝・足関節などへの栄養が減少し様々な症状が現れてきます。

●便秘…ちょうど虫垂・盲腸の位置は、小腸から大腸に移行する場所であり虫垂炎の手術が移行部付近に影響を及ぼし、大腸の蠕動運動などが充分な働きをしなくなったのかと思われます。虫垂炎の便秘は、大変治り難いことが少なくないです。

著名な経済評論家の方が、長年頑固な便秘に悩まされ、いくつもの医療機関を受診しましたが、最後の病院で虫垂炎が原因とわかり驚いた…とお話ししていました。

●子宮筋腫…リンパの還流が阻害されると腫瘍ができやすくなります。

そのために、虫垂炎の手術をすると鼠径部が圧迫されリンパの還流が阻害され近くの子宮に影響を及ぼし、子宮筋腫を発症するようになります。

10歳代頃に虫垂炎の手術をし、30～40歳代に子宮筋腫の手術を行ったような場合が時折見られます。このようなケースは子宮筋腫が虫垂炎の手術が原因（バックグラウンド）と考えられ、虫垂炎の手術痕の圧痛などの異常を改善・消失させると、子宮筋腫の手術痕の圧痛などの異常が改善・消失していくことで判断できるかと考えられます。ですから虫垂炎の手術をされた女性は、筋腫のできる前に鍼灸治療をされることをお勧めします。

また同様に第五章の症例2のように、卵巣など他の婦人科器にも影響を及ぼします。

前述したような症状や病気は、虫垂炎の手術による影響の代表的なものです。

虫垂炎の手術痕の圧痛などの異常を改善・消失させると、前記のような影響領域の異常を改善・消失させることができ、それに関係する症状や病気も改善していきます。

「虫垂炎恐るべし」です。虫垂炎の手術が全身に影響を及ぼすことがご理解いただけたかと思います。そして、虫垂炎の手術が婦人科にも影響を及ぼすことがあることがお分かりいただけましたでしょうか。

③ 様々な症状の大本をみる

前述したように、一見無関係のようにみえる虫垂炎の手術が婦人科疾患と関係があることがあります。虫垂炎の手術を例に取りましたが、他に様々な原因（バックグラウンド）があります。鼠径ヘルニアの手術も、虫垂炎の手術と近い場所にメスを入れるために、鼠径部に影響を及ぼし婦人科器に影響を及ぼします。

鍼灸治療に来院される患者さんの代表的な婦人科疾患は、生理痛などの生理異常、子宮筋腫や卵巣疾患、不妊などで、それらの原因には様々な事柄が考えられますが、虫垂炎のように婦人科器を物理的に直接に引っ張ったり圧迫したりすることによる影響があります。

前述した臍ピアス、尾骨・仙骨の強打や骨折、あるいは、下腹部の手術、股関節の脱臼、捻挫など、特に鼠径部に負担をかけるようなことは婦人科疾患に関係のあることがあります。

それぞれの原因（バックグラウンド）が、婦人科疾患に限らずそれぞれに関連した部位や器官に影響を及ぼし、それらの反応として体表に圧痛や感覚異常などの所見を表してきます。

例えば、坐骨神経痛にしても、胆石の手術、甘い物の摂りすぎ、5回の中絶手術…等々様々な原因（バックグラウンド）が坐骨神経痛を発症させたと考えられる症例がありました。

坐骨神経痛のそれぞれの原因（バックグラウンド）を推測し、その推測に基づいて治療して改善・治癒すれば、その推測が正しかった証拠となります。

個々の患者さんの既往歴や体質、生活習慣などにより、同様の原因（バックグラウンド）があっても症状の発現は様々であり、逆に同じ症状であっても原因（バックグラウンド）は様々に異なります。

西洋医学と東洋医学とでは、身体に対する診方がまったく異なることが少なくありません。

西洋医学の治療を受けていても、どうもしっくりこない、症状がなかなか改善しない、何か他に手だてがあるような感じがする…などと思われるときには、鍼灸治療院を訪れてみてはいかがでしょう。現在の症状や病気に西洋医学で見逃している何か原因（バックグラウンド）がある場合には、その原因（バックグラウンド）を鍼灸治療が見つけるかもしれません。また、「あのとき以来、身体や精神的に何かがおかしい…?」、あるいは、妙に過去の出来事が頭に残っている…などというときには、皆さんの気が付かなかった原因（バックグラウンド）が隠れているかもしれません。

そのようなときには、是非、鍼灸治療を受診してみてはいかがでしょう。

ハイヒール

駅の階段を上っていたときに、ちょうど私の２～３段先を上っていた若い女性のハイヒールが目に入りました。

非常に高いハイヒールで、階段を一段一段上るたびに足首が外に曲がり足クルブシが不自然に飛び出したような状態になっています。

そして、足首が曲がるたびに腰も左右に振れます。

(決して、いやらしい目で腰を見ていたわけではありません。研究のためです…)

マリリン・モンローというアメリカの有名なセクシー女優がいましたが、腰を振るためにわざとハイヒールの左右のヒールの部分の高さを僅かに変えてセックスアピールをしたといわれています。

足首捻挫も、股関節に影響を及ぼし、そのために鼠径部が緊張し婦人科疾患の原因となることもあります。

女性の美への執念、異性へのアピールを理解できないことはないですが、そのことが逆に婦人科に悪影響を及ぼすのでは本末転倒ではないかと思います。

ハイヒールは、姿勢の面からみても膝や腰、脊中などに負担になり、ピンヒールともなればより不安定になって身体に良くないということはいうまでもありません。

美を優先するハイヒールは当然爪先のほうが狭くとがったような形をしていて中は指が圧迫されて三角形のような形になり、指がハンマートゥといって先端は関節が曲がった状態になります。これは精神面にも影響があることがあります。そして外反母趾となり、これも身体や婦人科にも悪影響があることがあります。

不安定な歩行で、転倒したりして打撲やケガをするかも知れません。「美」を取るか「健康」を取るか、悩ましい問題です。

第二章　女性、産む性、育てる性

人生の節目に合わせた鍼灸治療

「女性、産む性、育てる性」と書くと、「女性は産む機械」と揶揄した国会議員と同じ考えなのか…と攻撃されそうですが（内容はまったく異なります）、自然は女性の身体をやはり基本的に子どもに産み育てるようにつくられました。赤ちゃんの出てくる産道（産む性）があり、赤ちゃんを育てる（性の）乳房があります。

初潮以後、40年前後の間、女性は生理周期に伴う様々な症状に身を委ね、基本的に、妊娠・出産・育児のために、女性の一生は、日々ホルモンの影響を受け、特に妊娠出産の間はさらに大きな負担がかかるようになります。最後にはホルモンの大激変期の閉経という更年期が待ち受けています。

そして、これらは、全て子どもを産むための変化です。

男性は、精通があってからは、女性のようにホルモンが日々大きく変化するようなことはなく、生涯ほとんど同じようなホルモン変化でありただ老化していくだけです（だから権力闘争などにうつつを抜かし、ノー天気に女性蔑視を叫ぶような男性もいるのでは…？と思うのですが…）。

自然は、種の保存を第一に考えていて、女性を「産む性、育てる性」につくっています。女性の社会進出、地位向上という社会的な重要性は当然なのですが、それも「産む性、育てる性」という肉体的な要素がベースにあることを忘れてはなりませんし、社会的な事柄と肉体的な事柄のバランスをいつも念頭に置いておくことが大切と思います。

そして、将来、妊娠・出産という大事を控えている身体を、小さい頃から少しでもケアしていくことを心がけることが必要です（私は鍼灸師なので、まず肉体的な要件、健康ということに重点を置きます）。

女性が成長してくるそれぞれの節目の時期に関して、鍼灸治療の立場から述べていきます。あるいは、特に鍼灸治療には直接関係はありませんが、それぞれの時期や節目に心がけておいてほしいことなども加えていきたいと思います（詳しい所見〈症状などが現れてくる反応点の圧痛や異常な感覚など〉の位置は、「第六章　自身の身体をチェックしてみましょう」に記載してありますのでご参照下さい）。

(1) 初潮——側弯と近視

女性最初のホルモンの変化の大きな出来事は初潮でしょう。初潮の前後で注意することを述べていきます（初潮からの生理痛や生理不順は後ほど説明します）。

① 側　弯

脊柱（背骨）の歪みの側弯がこの頃に悪化したり発症してくることがあります。側弯は、原因不明であることが多く、男性より女性の発症率が高いといわれています。ですから、一部の側弯はホルモンに関係があるのではと考えられます。また、日本人は脊柱の上方が右側に凸状態でカーブする

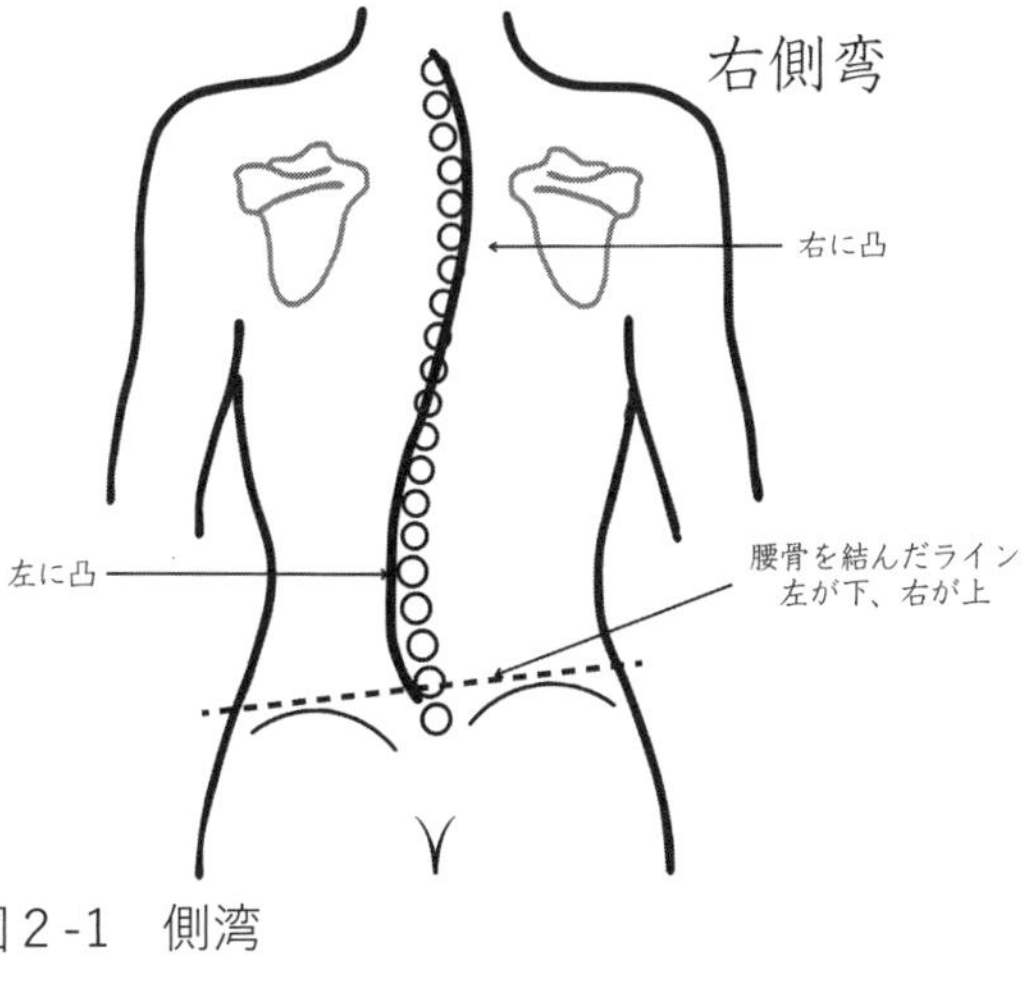

図2-1　側湾

右側弯の方が多いそうです。

脊柱の上方（胸椎＝背骨の上方、胸の裏の部分）が弯曲すると、その影響を補正するように脊柱の下方（腰椎＝背骨の腰の部分）が脊柱の上方と逆の方向に凸状態でカーブしてきます。

そのために、後ろから背部を見ると脊柱全体が緩やかなS字状、あるいは、逆S字状に見えます。そして、骨盤全体は水平ではなく、どちらかが上がり、やや斜めに見えます（図2－1）。

そのために、その骨盤の位置異常が骨盤腔内の臓器（主に婦人科器）に影響を与えることがあります。側弯のために発症した骨盤の位置異常により、鼠径部に緊張や圧迫などの物理的な刺激が加わり、婦人科器（卵巣や子宮）に負担を与えた結果、生理痛などが発症するのでしょう。また、側弯は、特にカーブしている部位によって症状が現れる場合があります。

酷い咳に悩まされていた72歳の女性の患者さんが来院されましたが、その方の背部は、肩甲骨の高さの所で、右に大きく弯曲していました。おそらく、側弯により肺が長年の間強く圧迫され続けたために呼吸器系に影響が現れたのかと思います。

側弯の治療を続けることによって、長年の咳は一切消失しました。

思春期の女性は、いつも右手や右肩だけでバッグや荷物を持つような片側だけを主に使用するような習慣は避けたほうがよいかと思います。

側弯を鍼灸で治す

側弯を鍼灸で治療できるのか…？と思われるでしょうが、鍼灸には側弯の治療もあります。

側弯の治療をすると、すぐに側弯がまっすぐになるということではなく、側弯が原因となって症状が発症した場合には、側弯の治療によりその症状が改善していきます。

咳の患者さんは、健康のために２０年間以上ほぼ毎週来院されます。完全に側弯が消失してはいませんが、始めの頃より随分弯曲が少なくなってきています。

高齢者でも、長く治療を続けていると、脊柱が曲がった状態も改善してくることに驚きます。

西洋医学と東洋医学

ブラジャーの紐が肩にかかるだけで肩凝りを生じる女性もいれば、肩凝りなど全く感じたことのない女性もいます。

西洋医学は、すべての人間が同じという前提でエビデンスを取ります。しかし、人間はそれぞれ遺伝的要素があったり、生活習慣や環境などにより違っていることが普通です。そしてその違いが全身に影響を及ぼすことがあります。

側弯があっても、生涯何も影響もない人もいれば、少しの側弯で生理痛が発症する女性もいます。

あるいは側弯の他に、既往歴が異なると身体の影響がまったく異なることも少なくありません。

このことはすべてにおいて言うことができます。

この違いを重要視するのが東洋医学かと思います。

②近　視

最初から近視の治療で来られる患者さんはほとんどいませんが、生理痛で来院される方には生理痛が始まった時期と近視になった時期を必ずお聞きします。

初潮の前後に近視が始まった場合には、近視と初潮には関係があることがあります。そのような場合には目の治療をすると生理痛が改善していくことがあります。

東洋医学では、第一章にある「五臓の色体表」をご覧になると、目と子宮と肝臓は同じグループに入ることが分かります。肝臓だけにターゲットを絞るのではなく、肝臓も「肝」という大きなグループの一つであり、代表が肝臓という臓器というよ

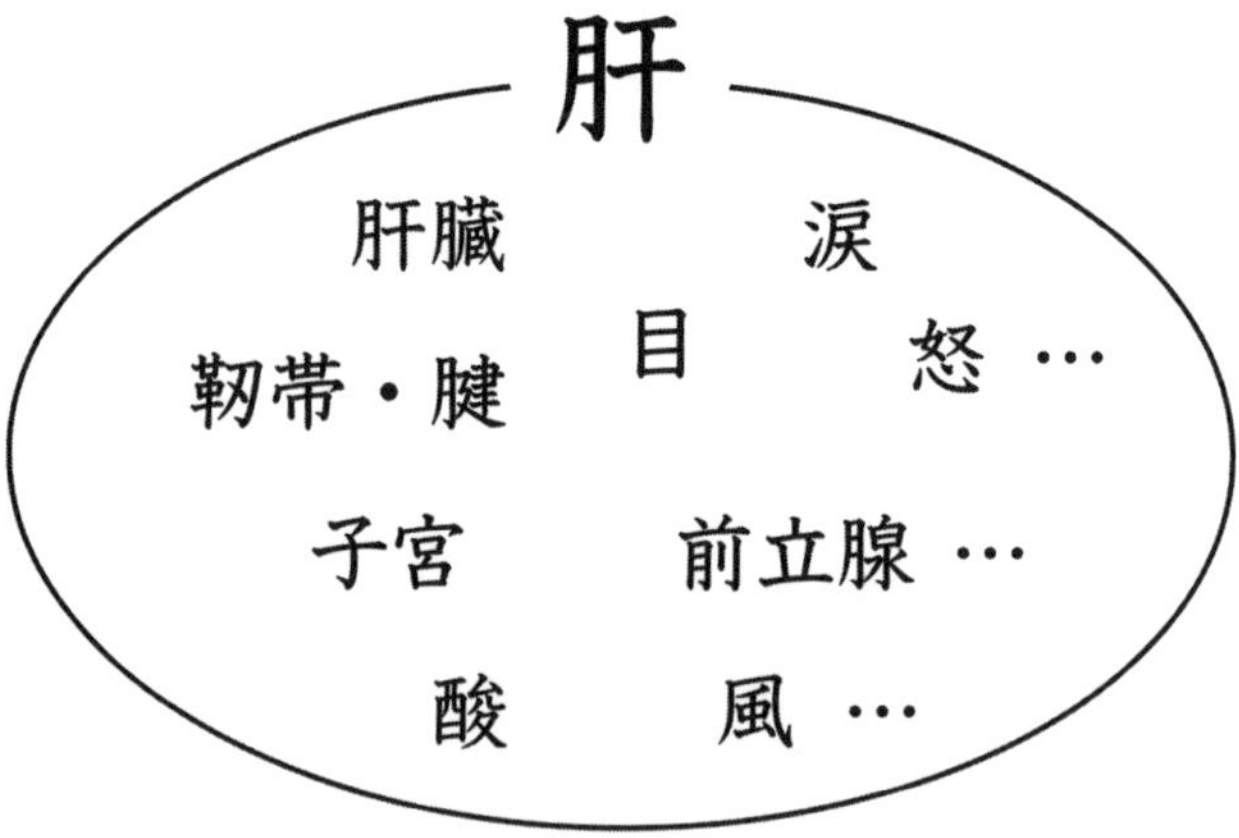

図2-2 「肝」のグループ

うな考え方をし、それらが互いに影響しあいます。

初潮は「肝」に影響を及ぼし、更にその「肝」のグループの目と子宮に負担がかかったのでしょう。また、初潮に関係がなくても、肝臓の所見があるときに、目の治療をすると肝臓の所見が改善していくことがあります。

スマホやパソコンなどで眼を酷使する現代、女性には厳しい時代なのかと思います。初潮から思春期にかけて発症した症状や病気はホルモンに関係のある場合があり、ホルモンに関係する治療を加えると改善することがあります。

(2) 生理痛 ── そのチェックポイント

初めに述べましたように、当院の患者さんの8割近くが女性です。

来院時の主訴の多くは、頭痛、眼精疲労、冷えや肩凝り、腰痛などの運動器疾患が多いですが、当院には最初から生理痛が主訴の患者さんはそれ程多くはありませんし、生理に関しての症状が鍼灸治療で改善すると思われている方も少ないのでしょう。

初診時に問診票に書いていただきますが、その問診票の中に、生理痛・生理不順・生理前緊張症などをチェックする項目があり、初めて鍼灸治療で生理痛などの婦人科疾患も治療対象になっており、症状が改善、あるいは、消失することに気付く女性も多いです。

しかしまた一方では、最近、生理痛や生理不順などの生理の問題に対して、女性ホルモンの長期の服用に不安を感じる女性も多くなっており、薬を使用しない鍼灸治療や女性の身体に穏やかに効果をあげている漢方薬など東洋医学に関心を寄せる方も増えています。

次に、生理痛で来られた女性、あるいは、他の婦人科疾患、不妊などについて述べていきます。基本的な婦人科疾患の治療は、子宮や卵巣などの婦人科器、生理に関しての問題や不妊など、多くは同じような部位に着眼し所見を取っていきます。

肩凝りや冷え性などのような女性の様々な症状が、生理痛というより婦人科に関係がある場合が非常に多く見られます。ですから、生理痛のある女性は、まずその生理に関する所見を改善、あるいは、消失させていくことが必要となることが多々あります。

以下に、婦人科に関してよく見られる主な所見を述べていきます。婦人科疾患で悩まれている女性は、チェックしてみてください。また、その詳しい位置やチェック方法は、「第六章自身の身体をチェックしてみましょう」で確認して下さい。

鍼灸治療で生理痛・生理不順が消失し、不妊まで治り出産された女性に、「私の会社の近く

穢れの意義

昔、生理の女性は「穢れている」と思われ、生理中の女性の入る小屋もあったそうです。

ガチガチの男女平等論者の女性の中には、「これは明らかな男女不平等である！」として糾弾することがあります。

生理中は、多くの血液が失われ、身体は改めて次の受胎・出産の準備をするために一時的に体力が落ち免疫力が低下します。そのために、身体の消耗を避けるために、あるいは、のちのち、体力のある身体で子どもを産むのに、結局、生理中は休んだほうが、少しの間労働力が失われるということより得ることのほうが大きいと考えたのでしょう。

長い間自然と共に生きて、自然の声を聴いてきた昔の人の体験からくる生活の知恵、叡智もあるのではないでしょうか。

目と子宮は仲間

目と子宮が同じグループということは、女性は目を酷使しないほうが賢明です。仕事でパソコン画面を見たり、あるいは、スマホが手放せない現代では、子宮に負担をかけ続けているということでもあります。婦人科疾患で来院された方には、極力パソコンとスマホは避けるように指導するのですが、どっぷりとスマホ漬けになっている現代の女性は、どこまで制限して下さるのやら…。

連続してパソコンやスマホを見る限度は、５０分程度といわれています。５０分位経ったら、少し目の休憩を入れるようにしましょう。

目を休めるためには、遠くにある雲などを見ているようで見ていない（？）無焦点で遠くのほうを漠然と見ているのがよいそうです。

に鍼灸治療院を出したら、生理痛の女性だけで充分やっていけると思います」と言われました。それ程までに生理痛の女性が多いのでしょう。

そして、生理痛や生理不順、生理前緊張症など生理に関する症状は、鍼灸治療に大変馴染む症状の一つです。

①子宮と卵巣 ── 婦人科ライン

婦人科疾患で来院された患者さんは、真っ先に婦人科器そのもの（子宮と卵巣）に異常があるのかをチェックします。子宮や卵巣に異常がある場合には、鍼灸でも、通常の子宮や卵巣の位置付近を押圧して反応を診ます。この部分を「婦人科ライン」と呼びます。ここに何らかの所見があれば、子宮や卵巣に異常があると判断します。子宮筋腫は、鍼灸で見つかることも少なくありません。

しかし、ここに所見が見られても、以下のような鼠径部などの所見がありましたら、そちらを改善すると、通常、この婦人科ラインも改善されていくことが多いです（この婦人科ラインに所見があっても、必ずしも婦人科に関係があるとは限らないこともあります。以下の所見でも、多くは婦人科に関係があることが多いですが、すべてがそうとは限りません）。

② 鼠径部

婦人科器（卵巣・子宮）に影響を及ぼす大変重要な部位が鼠径部です。そのために、婦人科疾患で来院された方は、入念に鼠径部を調べます。鼠径部が硬くなると、脚からの血流、特にリンパの流れが阻害され、それが婦人科器に影響を与えます。そして、通常、硬いときには圧痛が見られ、ときには、軽く押圧しただけでも身を捻って痛がる患者さんもおられます。

ですから、鼠径部が悪くなると①の婦人科ラインに所見が現れることも少なくありません。また、逆に下肢への血流が妨げられるので、膝の痛みや冷えなどの原因の一つになります。あるいは、鼠径部が硬くなると周囲が緊張し、ときには腰に影響を及ぼし腰痛を発症させます。鼠径部が硬くなり圧痛などが発症する原因は、非常に多く見られます。その代表的な原因を述べておきましょう。

鼠径部の異常の原因① ―― 身体に捻れを生じるような生活習慣がある

身体を捻るときは、上体を捻っているような姿勢でも必ずといってよいほど鼠径部にも緊張が感じられます。スポーツや格闘技などの動きも、「腰を使う」という表現をするように、腰を中心に動かすと鼠径部に強い動きが感じられます。

例えば、

1：パソコンの画面を見るときに、まっすぐではなく斜めを向いている。

2：仕事や生活の中で、身体を一方向に多く回転する動きをしている。

3：ゴルフや野球などのように、身体の中心を回転する運動をしている（クラブやバットのように道具を使用して回転すると、遠心力により腰や背中に捻れがより強く発生してきて、鼠径部に所見が出てきます）。

鼠径部の異常の原因② ── 身体を強く上下する生活習慣がある

バレーボールやバスケットボールなどのように、高くジャンプをして着地する運動は、着地するときに、身体は止まっても慣性の法則により内臓は下に落ちようとします。そのときに、身体の構造上から重力が下腹部や（特に）鼠径部にかかってきます（この状態を下垂と呼びます）。

これを続けていると、身体の内臓を元の位置に戻す、あるいは、留めておく筋肉などが弱っているときには、鼠径部に圧痛や緊張が発症してきます（坂道の多い場所に住んでいたり、乗馬なども下垂の原因となります）。

生理について

「生理」という言葉は、生活における通常の現象のことをいいます。

ですから、「普通に見られる『生理』（この場合は月経のこと）という現象に『痛み』があるのはおかしい…」と私の知人が言っていましたが……。個人差はあるかと思います。

食べ物が顎をつくる

軟らかいものばかりを食べたり、母乳を飲むのを早く止めたりすると、顎の発達が阻害され歯が正しく生えずに乱杭歯になり歯列矯正をしなければならなくなります。

「おかあさんはやすめ」という言葉があります。

お＝オムレツ、か＝カレーライス、あ＝アイスクリーム、さん＝サンドイッチ、は＝ハンバーグ、や＝焼きそば、す＝スパゲッティ、め＝目玉焼き、の頭文字を取ったものです。

これらに共通するのは、簡単にできて、子どもが好きで、軟らかい食べ物です。

小さい頃からこのような食事ばかりを食べていると、のちのち婦人科疾患にかかるかもしれません…?!

咀嚼は、脳を活性化し唾液の分泌を促して消化を助けます。

また最近では、美味しい食べ物を表現するときに「ジューシーで軟らかい！」と話します。すべてが軟らかいことを基準にするようでは、「歯を食いしばる」というような表現は死語となるでしょう。

鼠径部の異常の原因③ ── 格闘技のような自らの意に反した動きをする

格闘技やサッカーなど身体をぶつけるスポーツは、相手の攻撃で守りを固める間もなく思いもよらない方向に打撃を受け急激な動きを生じます。そのときに身体が強く捻れ、鼠径部に大きな影響を与えることがあります。

鼠径部の異常の原因④ ── 歯列矯正や顎関節症

歯列矯正や顎関節症は、前述した側弯と同じように、顎の歪みを補正するために腰や鼠径部に負担がかかることがあります。そのために、歯列矯正や顎関節症の場合、もちろん顎関節周辺に圧痛が見られますが、同時に鼠径部痛が見られることが多いです。

鼠径部の異常の原因⑤ ── 鼠径部に近い部位の手術やケガ

鼠径部に近い手術痕は、その傷が周辺の筋肉を引っ張ったり圧迫したりして、鼠径部に影響を及ぼすことがあります。例えば、鼠蹊ヘルニア、虫垂炎などの手術。乳幼児期の股関節の亜脱臼。子宮筋腫や卵巣膿腫などの婦人科の手術など。

鼠径部の緊張が婦人科疾患を生み出す

鼠径部に圧痛や固さがあると、鼠径部が緊張しているということであり、それが婦人科器を圧迫したり引っ張ったりすることにより婦人科疾患を発症させる原因となります。

鼠径部は、体幹（胴体）と下肢を繋ぐ部位であり、非常に力がかかる場所でもあります。

人間が直立歩行をするようになったために、本来の四つ足である鼠径部や股関節に不自然な圧がかかるようになりました。

そして関節の可動域も広いために様々な愁訴が発生しやすくなり、鼠径部周囲は婦人科疾患だけではなく、すべての患者さんに必ずチェックする部位でもあります。

大腿内側の圧痛が鼠径部の緊張を生み出す

大腿内側にある筋肉群は骨盤と関係があり、大腿内側に圧痛があると、鼠径部が緊張する原因にもなります。

大腿内側の異常は、婦人科疾患に関係があり、この部位に圧痛や緊張などの異常があるときには、ここをマッサージしたり押したりして柔らかくすることが重要です。

妊娠中は、少しずつ柔らかくしていき、臨月になりましたら、この大腿内側に人が乗っても痛みを感じないくらいに柔らくします。

柔らかくなることが、安産への第一歩だそうです。

ですから女性は鼠径部と大腿内側は常に適度な弾力を持った柔らかい、圧痛のない状態にしておきましょう。鼠径部や大腿内側を締め付けたり、冷やしたりするような状態は避けましょう。

鼠径部の異常の原因⑥――尾骨・仙骨の強打

滑ったり、尻餅をついたりして尾骨や仙骨を強打すると、その衝撃で骨盤に大きな影響を及ぼし、そのために鼠径部が緊張し骨盤腔内の婦人科器にダメージを与えます。例えば、交通事故。スノーボードのように後ろに倒れるようなスポーツなど。これらはうつ病などの精神科にも関係があることがあります。

③大腿（太もも）内側の緊張

鼠径部は、婦人科器に影響を及ぼす重要な部位とお話ししましたが、その鼠径部にさらに影響を及ぼす場所が大腿内側です。

大腿内側には、脾経《ひけい》・肝経《かんけい》・腎経《じんけい》という婦人科には大変重要な経絡が通っています。

脾経は、血流やリンパに非常に関係があり、女性は「血の道」などという表現があるように、「血」を統括する経絡といわれます。

腎経はホルモンに関係があり、また、造血に関与し卵巣も腎経に属します。

この脾経と腎経の間のほぼ中央を、そのまままっすぐに鼠径部までのばしたラインを肝経といいます。肝経は、婦人科疾患に影響を及ぼす「瘀血《おけつ》（正常な働きをしていない血液）」と関係があり、子宮も肝経に属します。よって、これらの経絡の滞りは、鍼灸治療からみると婦人科器に大変な影響を及ぼします。

④瘀血 ── 腹部瘀血と頭部瘀血

「瘀血」という言葉は、東洋医学独特の概念ですが、最近では、西洋医学でも「瘀血」という概念が浸透しており、「駆瘀血剤《くおけつざい》（＝瘀血を排泄する薬）」として、桂枝茯苓丸《けいしぶくりょうがん》、桃核承気湯《とうかくじょうきとう》などが処方されます。長野潔先生は、「瘀血」を生理的な働きをしない血液と定義され、血管網の複雑な腹部や頭部に「瘀血」は溜まりやすいといわれました。

腹部瘀血の原因の代表的なものは以下の通りです。

●産後の悪露
●生理不順
●打撲などの内出血や手術などの出血で再吸収された血液
●高熱による溶血など（溶血＝赤血球が壊れること）

頭部瘀血の原因の代表的なものには

●脳外科の手術（開頭手術は特に）
●産前産後のストレス
●頭部の強打
●中絶、卵管結紮などの婦人科の手術など

いずれにしても、婦人科に関することが多いことがお分かりかと思います。

瘀血が溜まり排泄されないでいると、様々な症状や病気の原因となることがあります。やはり、生理・妊娠・出産・不妊・更年期など、瘀血といえば婦人科といわれるほど女性に関係がありますが、不整脈などの循環器疾患、便秘などの消化器疾患、喘息などの呼吸器疾患、湿疹などの皮膚疾患…等々、非常に多くの疾患の原因の一つとなることがあり、まさに全身に影響を及ぼします。

⑤甘い物

婦人科疾患に関する症状や病気で鍼灸治療を受診される方には、「甘い物」は、極力避けていただきます。東洋医学では、甘い物は筋肉や脾臓と同じグループに入り、これも「脾」という大きなグループの一部を成し、お互いが非常に関係が深いと考えられています。

瘀血は全身毒

瘀血を「生理的な働きをしない血液」と長野潔先生は定義しましたが、そのような血液が身体中を巡っているのでは、身体に相当な負担をかけることになるのは、容易に想像できるかと思います。

また、「瘀血は全身毒」といわれた方もいます。私たちの治療では、まず瘀血を排泄する治療を行うことが多いです。

経験と結果の鍼灸治療

瘀血の原因や定義は、西洋医学が求めるエビデンスでは答えられません。鍼灸治療は経験とその結果で関連性を構築していくことがほとんどです。むしろ多くは西洋医学的なエビデンスでは治らなかった患者さんが来院し、瘀血の治療で改善していくことが多々あります。

自然が贈る天然の薬剤

「ズイキ」という赤目の里芋の茎を干したものがあります。これは、食べると自然界の駆瘀血剤としての働きがあります。ゆでると相当量が増えますので、水分を絞ってそれを５㎝位に切って冷凍しておきます。ほとんど味がしないので、細かく刻めば、味噌汁、チャーハンなど、どの料理に入れても大丈夫です。

田舎では、酢の物にして食べる習慣があるところがあります。瘀血のある女性は、生理のある人は生理で、ない人は尿で排泄されます。初めて鍼灸治療を受け、瘀血の処置をされた後の生理血は増えることがあり、また、瘀血が多く排泄されている尿は、強い臭いがするそうです。自然界は、身近に天然の薬剤を用意されているのです。

膵臓は、「脾」と関係があり、膵臓と言えば糖尿病に関係する臓器ですから、甘い物の摂り過ぎは筋肉に影響を与えます。

女性における子宮も筋肉でできていますから、甘い物の過剰摂取は子宮に悪影響を与え、私達の鍼灸治療では生理痛や不妊など婦人科疾患の大きな原因の一つとなります。「甘い物」は婦人科疾患にとって非常に重大な影響を及ぼしますので、「第三章　命は食にあり」で詳しく述べます。

⑥冷え

「冷蔵庫とクーラーが女性の身体を駄目にした」といわれます。婦人科疾患に関する症状や病気で鍼灸治療を受診される方には、「甘い物」と同時に「冷え」に注意していただきます。女性に冷えは大敵…という意識は何となくあるかと思います。「私、冷え性なの…」という言葉もよく聞かれます。

昔から、「風呂上がりには、陰部に男性は冷水をかけ、女性は温水をかけなさい」といわれました。男性の睾丸は、冷やすために外にあります。

東南アジアをはじめとするアジア圏の伝統的な女性の服装は、中国のチャイナ服を除いて、ほとんど鼠径部を締め付けないような足くるぶし付近まである長い筒状、あるいは、裾が広がったような衣装を身に着けていました(今も伝統を守っている地域もあります)。これらの服装は、風通しも良く、蒸れることも少なく暖かさを保つようになって女性の身体を冷えから守っています。和服は、その良い一例でしょう。そして、紐一つで長さも調節でき、幾重にも重ねて寒さも防ぐことができ、洗い張りもできて再生すれば孫子の代まで使え、古くなれば今でいうパッチワークでさらに使え、最後には雑巾になる程まで、リサイクルの誉れのような服です。今でいうSDGsの模範のような服です。足袋も、母趾と2趾の間を開くように履きますが、長野潔先生は、このことが鼠径部の血流を良くすると言われました。女性にとってなんと理に叶った着物ではないでしょうか。逆に爪先の細い靴は外反母趾となり足だけではなく全身に様々な影響を与えます。

翻って、現代の若い女性は、身に着けている服の面積の方が露出している部分より少ない人も見受けられます。肩を出し、ヘソを出し、素足で短パンをはき、ときには、胸の下から腰骨付近まで、背中のほとんどを露出している若い女性を見ると、婦人科器は大丈夫なの…?と要らぬ心配をしてしまいます。

(3) 妊 娠

「妊娠中の状態は、妊娠前の生活に依り、出産の状態は妊娠中の生活に依る」といわれます。妊娠前に甘い物を沢山摂取したり薄着や肌を露出して身体を冷やしたり…というような生活を続けたりすると、妊娠中の状態は辛いものになるかもしれません。

妊娠二か月になると、既に胎児は眼と心臓などがほぼできあがってきます。生理不順の女性は、二か月近くも生理が来ない人がいます。妊娠しても、いつも生理が遅れているのだから今回も少し次の生理まで長引いているのかな…?などと思い、いつもの生活を続け、おかしい…?と気付いたときには妊娠しているということもあります。

そのようなときに、いつもと同じように身体を冷やしたり、酒を飲んだり、タバコを吸ったり、薬など服用したりすれば、細胞分裂の大変盛んな妊娠初期の胎児にどのような影響があるか分かりません。女性は、妊娠の可能性のあるときには、身体には相当気を遣い、なるべく身体に悪いといわれるものは避けるようにしましょう。

妊娠は、種の保存の重要な営みであり、次代の生命を宿し、その生命を繋げていくように自然はおつくりになりました。いつも、女性はこのことを肝に命じる必要があると思います。

甘い物は万病の元

甘い物は、若い女性にとって最も摂取してほしくない食べ物です。甘い物の過剰摂取は、カルシウムやビタミンB $_1$ なども失われ、便秘、だるさ、不眠、肩凝り、精神障害、頭痛…等々の様々な症状の原因の一つとなります。

砂糖は $C_{12}H_{22}O_{11}$ と科学記号で書かれる化合物です。一種の薬、あるいは毒と考えられます。筋肉の痛み（どこの部位の筋肉でも…）で来院された方が、甘い物の治療（糖尿病の治療）で治るのは珍しいことではありません。スィーツブームですが、愚かな流行に流されないようにしましょう。

特に甘くて冷たいアイスクリームやジュースなどは、女性の大敵です。

「冷え」のチェック

女性同士で旅行に行かれたときに、朝起きたらすぐにお互いのヒップに触れてみて下さい。

本来ならば、一晩フトンの中で温められていますから温かいのが普通です（寝相の悪い人は冷えているかも知れませんが…）。

おそらく、皆さんの皮膚温がそれぞれ違っていることに気づくと思います。

冷たくない手掌で触れてヒヤッと感じたら冷えが婦人科器を侵襲しはじめているかもしれません。

冷えている方は、心して身体を温めてください。

そしてそれは、のちのち安産にも繋がります。

（4）流産と中絶

待望の妊娠をしても、流産してしまうことがあります。習慣性の流産もあります。鍼灸治療で不妊治療をされた女性が、初めて妊娠すると流産することが少なくありません。今まで、妊娠しなかった身体に、体調が良くなって少し居心地が良さそうと赤ちゃんがお母さんの子宮の様子を見に来たのだけれど、もうちょっとイマイチ居心地が…と思って流産してしまうような感じがします。初めての妊娠で大喜びをした後で流産…となると、本当にガッカリされます。

しかし、妊娠の可能性ができたのだからガッカリしないで、赤ちゃんが十月十日ゆっくりと穏やかに安心して過ごせる身体にしましょうとお伝えします。甲状腺の異常は流産に繋がることがあります。血液検査では異常がなくても私達鍼灸師から診ると「隠れ甲状腺」と思える場合があります（甲状腺の所見は「第六章　自身の身体をチェックしてみましょう」に記載しています）。流産を繰り返した女性が妊娠した症例を後述します。反対に思いもかけぬ妊娠の場合もあります。妊娠したのに、様々な事情で中絶せざるを得ない状況になることがあります。

中絶は、日本の場合、外科的に胎児を掻き出す方法が主とされており、表からは傷は見えな

男女平等と身体の差異

女性ばかりがこんなにまで身体に気を遣って様々な制限があるのはずるい！…男女平等の時代なのに不平等だ！…と思われるかと思います。科学が急速に発達したのは、たかがここ200年ほどです。人間は、その悠久の昔から存在します。科学が発達した（ように見えますが…）現代ですが、壮大な時空を超えてきた自然の営みからすれば、現在起こっていることは、科学の進化する時代の人体実験のような状況です。産業革命からのツケが、アトピー、花粉症、のようなものから、フロンガスのオゾン層の破壊、地球温暖化…等々、もう後戻りができないほどに大きく変わってしまいました。

女性には、心身共に大きな負担がかかります。社会的な不平等は正すべきですが、果たして、異なった体型をした男女差をどの程度までに近づけていくかは、自身が深く考えなければならないのではと思います。

流産と中絶の精神的負担

長野潔先生は、流産や中絶をされたときには「水子供養」をしなさい…と言われました。水子供養などは迷信として現代医学では歯牙にもかけませんが、精神科や心理療法のない時代に水子供養はその代わりをしていたのだと思います。有名なお寺では、水子の代わりの小さなお地蔵様がそれこそ何百何千と並べられていることがあります。中絶したり流産した女性の心の負担を少しでも軽くすることができるのでしたら、立派なカウンセリングとなるのではと思います。精神科医や心理療法士の治療を受けることよりも、日本の古来の精神のありかたからしても、理に叶っているのかもしれません。

くても、子宮内が傷だらけになる恐れもあります。後述しますが、大小、新旧、身体の内外にかかわらず、傷は身体にのちのち非常に負担をかけることが少なくありません。

48歳の女性が左側の坐骨神経痛で来院しました。今まで丈夫で、妊娠・出産以外はほとんど病院には行ったことがないほど健康だったと話され、腹部や背部の所見もほとんどありませんでした。ただ、腹部瘀血の所見だけに、非常に強い圧痛が見られました。出産も正常分娩でし、更年期にあたり少し乱れることがあるも、生理痛もなくほぼ正常とのことで、瘀血として思い当たることはありませんでした。他に考えられる理由として、複数回の中絶の経験をされたようです。今まで健康であり、また、元々健康な身体だったことから中絶の負担が表面化しませんでしたが、更年期にかかり、体力（免疫力）が弱体化したために瘀血反応のある左側の坐骨神経痛として発症してきたものと考えられます。中絶は、女性の身体に大変な影響を与えます。また。子どもを喪った罪悪感にさいなまされたり、肉体的にだけではなく精神的な影響も非常に大きいものがあります。

中絶をされても、その後何もない女性もいますが、しばらくは決して無理をなさらないようにしてください。あるいは、鍼灸治療で「未病治」のために、身体のメンテナンスを受けてみてください。

中絶を考える

妊娠を避けるためにピルを服用することが、日本でも少しずつ広まってきました。

日本では、低量ピルですので副反応は少ないといわれています。しかし、自然に反して生理を止めてしまうのはあまりにも不自然と思われます。

男女平等がかまびすしい昨今ですが、ピルの服用、中絶、流産…、いずれにしろ、女性に大変な負担をかけることは間違いありません。日本では、中絶は、年に１５万件近くに上るといわれます。

中絶をした女性の中には、産める環境があったら産むことを選択した方が少なからずおられたかと思います。

少子化のときに、中絶をせずに産める環境を早く整えることが政治家の責務ではないでしょうか。そして、中絶せずにすむことにより、女性が後々健康で過ごせるならば、増大する医療費の負担が減ることになるのではないでしょうか。

「冷え」に気をつける

妊娠前は冷え性と思っていた女性が、妊娠すると冷え性が治ったと勘違いされることがありますが、あくまで赤ちゃんの温かさで冷えていないと感じるだけで、何もしなければ冷え性は続いています。それに、夏の暑さに冷たいものを飲みクーラーの中で過ごせば内外から冷え性を助け、子宮の中の赤ちゃんは寒さに震え、動きも鈍り、逆子にならざるを得ない環境になります。

残暑の厳しいときに出産を迎える女性は、くれぐれも気をつけてください。

(5) 悪阻（つわり）と逆子

長野潔先生は、安定期まで妊娠中の鍼灸治療はなるべくなら避けたほうがよいでしょう…と言われました。しかし、私の知人には、妊娠中も助産師さんと協力して妊娠中のケアをされている鍼灸師がいます。やはり、妊娠中は女性鍼灸師の方が良いかと思い紹介しますが、不妊だったのが私の鍼灸治療によって妊娠された女性は、妊娠に至るまでの経過を知っていますので、妊娠後もケアを依頼された方のみをそのまま続けて基本的に安定期が過ぎてから鍼灸治療を続けます。

先に「妊娠中の状態は、妊娠前の生活に依り、出産の状態は妊娠中の生活に依る」と述べましたように、鍼灸で不妊治療をされていた方には、「冷え」と「甘い物」の摂取を極力控えるように指導していましたので、少々遅かった感はありますが、妊娠前の生活は少しは良かったかと思います。

妊娠中は、更に冷えの防止、糖代謝、下垂（胎児の重みによって内臓が下垂してくることにより発症してくる）、あるいは、腰痛などの諸症状のケアをします。その中でも、よくある症状が「つわり」です。

つわりの大きな原因の一つが、糖分の摂取です。つまり、甘い物の摂り過ぎです。妊娠前に、スイーツバイキングなどにうつつを抜かしていたツケがまわってきます。つわりの患者さんは、甘い物の経穴（ツボ）に圧痛が現れ、糖代謝の治療をすることになります。

もう一つの症状が「逆子」です。逆子の主な原因の一つが「冷え」です。臀部がヒヤッとしていたら、もう「冷え」が忍び寄っています。私の行う鍼灸治療では、なにしろ臀部の冷えている感覚の部位や少し周囲と柔らかさが異なりやや硬いゼリー状に感じる部位に鍼を刺して温灸などでほのかにピンク色になるまで温めます。すると、胎児が動き始めるのを感じることもあります。温かくなると、胎児は活発に動き始め、頭が重いので自然に逆子が治ってきます。

(6) 出　産

様々な試練のあった十月十日の妊娠期間が終わり、いよいよ出産です。今では、和痛分娩あるいは無痛分娩と呼ばれる出産も増えてきて、陣痛や出産時の痛みの激しさを避ける傾向にあります。テレビでは、タレントや有名人が陣痛の痛みばかりを強調している番組がみられます。

私の鍼灸の講座に、妊娠中というのに肩をはだけた薄着で参加された女性がいました。

講座では、繰り返し女性は身体を冷やしてはいけない！……特に妊娠中は！……と何度も話していたのにまったく聞く耳を持たない様子に、一体何を考えているのかと思い、彼女に「そんな薄着で身体を冷やして、もし帝王切開になったら講座へのお出入り禁止ですよ！」と半ば困惑と怒りと彼女の身体を思い、冗談気味に言いました。

そして、私の仲間の女性専門で妊婦さんを多く診ている鍼灸師の治療を受けるように伝えました。出産後にメールが届きました。そしてそこには、以下のような内容が書かれていました。

初産のときは大変な難産でもう出産はしたくないと思っていましたが、意に反してまた妊娠してしまい、講座に参加したときには非常に悩み落ち込んでいたそうです。しかし、紹介した鍼灸師のもとで妊娠中のケアをし、甘い物を避け身体を温め節制に努めた結果、超安産で、産んだ瞬間にまた一人産みたいと思ったそうです。良いお産をされた女性は、もちろん陣痛はありますが、それ以上に出産の喜びに陣痛の痛みなど忘れてしまうようです。妊娠中の心がけ次第でこのような出産ができます。そんな出産でありたいものです。

太古の昔から出産は続けられ、強弱の差はあれ陣痛を伴うということは、陣痛は異常なものではなく、また、出産時には鎮痛作用のあるエンドルフィンが分泌され、陣痛に耐えられるだけの身体を女性に与えられているのかと思います。そして痛みを発症する陣痛は、最近では何

胎内記憶

出産後、2歳前後になり単語の羅列だった言葉が、意味を持ったお話しができるようになる頃に、ふと赤ちゃんがお母さんの子宮の中に入った様子や子宮内での様子、あるいは、出産前後のことを話すことがあります。

私の患者さんの中にも、お子さんが「お空の高く高く、もっと高くからお母さんのお腹の中に入ってきたんだヨ…」あるいは「○△ちゃんが(お子さんの名前)お母さんのお腹から出てくるときに、真っ先にパパと眼があったんだヨ」と話し始めたそうです。

後者は、夫が立ち会い出産をしてちょうど産道から赤ちゃんが出てくるときに目が合うような位置に立っていたそうです。

赤ちゃんが胎内記憶を話し始めたときには、否定したりもっと話すことを強要したりせずに静かに聞き流すような雰囲気で聞いていると赤ちゃんは話し続けることが多いそうです。

あるお母さんは、子どもが「お母さんのお腹にいるときに、傍に冷蔵庫があったの…」と話したそうです。きっと子宮が冷えていたのでは？と思わざるを得ません。

また他のお母さんは、「上の方が温かかったので、上に上に上っていったんだヨ…」と話したそうです。

逆子の時期があったので、この子も下が冷えていたので上の方に上る姿勢を取り逆子になっていたのでは？と思うのですが…。と言われました。

そして、多くの赤ちゃんは、親を選んで産まれてきた…というようなことを話すそうです。「親ガチャ」という嫌な言葉が流行っていますが、あなたが親を選んできたのです。

妊娠には、まだまだ理解できない不思議なことがたくさんあります。

らかの出産時のサインになっているのでは…という研究もされています。

何でも嫌なことは避け、より安易な方向に行こうとする風潮がはびこっていますが、自然は人間の小さな頭では理解できないことが多々あります。まずは出産のような自然により近いものは、できれば自然の営みをなるべく優先させるべきと思います。

昔は、ほとんど助産所での出産や助産師さんが自宅に来て出産する自宅出産でした。出産には、家族や周囲の出産経験のある女性や若い女性なども出産に立ち会ったりお手伝いをしたり、あるいは、直接参加しなくても部屋の外で出産の雰囲気を感じたり、出産が身近にありました。そして、若い女性にとっては未来の自身の出産の予行演習もできていたのかもしれません。

私のスタッフの一人の妻は自宅出産をしました。自宅出産をするには胎児の体重など様々な条件が必要で、それをクリアしないと自宅出産は許可されないそうです。自宅出産を選択するか否かではなく、まずは自宅出産ができるような母体になることが必要と思います。院長の助産師さんは数人の助産師の助手を引き連れてやってきました。久しぶりの自宅出産の現場を学ばせる意義もあり、妊婦も夫や二人の子供に囲まれての出産は精神的な安心感もあるのではと思います。地震大国日本では、大地震のときには自宅出産も必要となるかもしれません。やはり自宅出産ができるような環境や助産師が途絶えないようにしておく必要はあるかと思います。

①「産後百日、『血の道』の元」

イギリス王室のキャサリン妃は、出産後7時間ですぐにハイヒールを履いて国民の前に登場しました。私の鍼灸師仲間では、出産後にキャサリン妃のような行動は勧められないと話しています。骨盤の締まりがヨーロッパの騎馬民族と東洋の農耕民族とでは異なるのだそうです。

騎馬民族は、馬で移動しているために、出産してもすぐに移動しなければならず、出産後急速に骨盤が締まり始めるのだそうです。馬に乗っているとき、あるいはまたいでいるときには、太ももでしっかり馬を挟んでいなければならず、横座りしているときでも落ちないようにバランスを取らなければならず、馬車に乗っているときには常に揺られている状態で、出産後ゆっくり横になって寝ていることは難しい状況なのかもしれません。

日本でも、有名なアイススケーターが産後間もなく練習を開始されたとの報道がありました。スケーターですから太ももが鍛えられているので問題はないのかもしれませんが、やはり鍼灸師仲間では真似してほしくないと話しました。それにしても「骨盤の締まり」という発想は、西洋医学では露ほども考えないでしょう。

それに比べて、移動する必要のない東洋の農耕民族は、出産後は乳児と共に寝て身体を休めます。そして、それぞれの地域によって日数の差はありますが、産後は腰湯に浸かり出産後の悪露の排出を促したり吸収を促進させたりしていました。今では、出産後に腰湯に浸かるのは感染症などの心配からあまり行っていないようですが、昔の人は、それによって産後の回復が促進されていたのかもしれません。

「産後百日、『血の道』の元」といわれます。多忙な農家などではゆっくり寝ていることは難しかったでしょうが、「産後の肥立ち」といって、昔の人は、産後ゆっくり休ませないとのちのち色々と身体に不具合が起こることを生活の中で実感していたのでしょう。「血の道」といっても若い方はよく分からないかと思いますが、女性特有の身体の変化のことを意味していて、ホルモンに関係があるような症状を示すのかと思います。

生活様式や習慣が変わり始めたのは、ここ百年程のことです。数千年にわたる生活習慣によって得た身体は、そうすぐには変わりません。悪露がきちんと排泄されないと、それが瘀血の原因となります。この瘀血だけではなく産後のケアに関しては鍼灸治療が大きな助けとなります。

②帝王切開

帝王切開で出産される方も増えてきました。以前と比べ高齢での出産が増えリスクも伴うことが予想され、また、帝王切開での出産が増えて帝王切開に対しての抵抗も減っています。

最近の研究では、赤ちゃんが産道を通って産まれてくるときに、お母さんの産道にある腸内細菌を舐め、ときには力んで排便してしまったお母さんの便を舐め、そして最後に母乳を飲むことによって、産道内の腸内細菌、便、母乳により赤ちゃんの腸内細菌ができあがっていくと考えられる学説も出てきています。

しかし、帝王切開で産まれると、産道内の腸内細菌を口に含むことがないために、現在では、産まれてすぐにお母さんの産道内の腸内細菌や便を赤ちゃんに移植する病院もあるようです。帝王切開は、出産時の様々な条件により避けられない場合もあるでしょう。

第四章で述べますが、「傷」は、様々な影響を全身に及ぼす可能性があります。まずは、傷そのものの痛みが残る場合では、鍼灸治療で改善します。

次に物理的な影響です。傷が、周囲の筋肉などを引っ張ったり緊張させたりして、腰痛などを引き起こすことがあります。また、通常は縦に切開しますが、傷が露わになるのを避けるために下腹部の下方にある恥骨の上を横に、いわゆるビキニラインに沿って切開することが多くなってきました（内の子宮は、縦に切開しています）。そのために、鼠径部に影響が及ぶことも多く、これも前出したように様々な愁訴を表してきます。そして、下腹部の手術は、瘀血を発症させることが多く、出産という瘀血の発症しやすい状況と相まって、より多く瘀血の影響が出やすくなってきます。

腰痛の女性が来院されました。脈を診ると酷い不整脈があります。この方は、帝王切開ではないのですが、下腹部に子宮筋腫の手術痕があります。そして、瘀血の強い圧痛があります。手術痕は中央付近が引き攣れたようになっていて一部の幅が広がっており、手術痕にも圧痛があります。おそらく、心臓から出た太い動脈の一部が瘀血反応部位の近くを通っているためにその動脈を圧迫し、不整脈が現れたのかと思います。

瘀血の鍼灸治療により不整脈は改善しました。この症例は子宮筋腫ですが、下腹部の手術としては帝王切開と同様な傷痕を残します。そして、下腹部の手術痕が脇腹の筋肉を引っ張ったために、腰痛が発症したと考えられます。

おヘソから恥骨上縁にかけてのラインには、鍼灸では「任脈《にんみゃく》」という経絡が走行していて、そのほぼ中央付近に「関元《かんげん》」という経穴があります。この経穴は、私の治療法の「長野式治療法」では、自己免疫疾患に関係のある経穴です。もし、皆さんの中で、帝王切開や子宮筋腫で下腹部の任脈ラインの手術をされた後、リウマチなどの自己免疫疾患に罹患したときには、これらの手術と関係があるかもしれません（下腹部の手術後の期間は関係ありません。十数年後に発症することもあります）。

下腹部の手術などは、頭部に瘀血が発症することがあります。頭部の瘀血は、様々な症状を引き起こします。精神的症状も代表的な症状であり、手術ではないですが、出産も下腹部に負担をかけますので、マタニティブルーなどもその一つとなります。

帝王切開となる状況は様々な要因があるかと思いますが、その一つが甘い物や冷えといわれています。そして、前述したように、下腹部の手術は、このように身体全身に様々な影響を及ぼします。女性は、日頃から、将来帝王切開の必要のないように身体に良いと思われることをするように若い頃から心がけてほしいと願っています。そして、帝王切開された後に、傷痕を押圧して痛みのあるときや前述した症状やなかなか良くならない症状などが発症しているときには、鍼灸院を訪れることをお勧めします。

③会陰切開

経産婦には、必ず出産の様子をお尋ねします。30歳代の女性が右の鼠径部の痛みで来院されました。原因は、甘い物の摂り過ぎでした。

しばらくしてから、今度は、左の鼠径部の痛みで来院されました。今回も甘い物の摂り過ぎだろうと推測して治療しましたが、まったく改善しません。鼠径部の周囲を丁寧に調べると、左太ももの内側を押圧すると緊張していて非常に痛がります。もしかして「会陰切開」をされたか尋ねると、されたとのこと。おそらく、会陰部の傷がまだ完全には治癒されずに、長い間に周囲の筋肉に影響を及ぼしていたのかと推測されます（※このような場合、会陰部に治療するわけではなく、太ももや鼠径部の圧痛に関係のあるような経穴を探し、そこに鍼灸治療を施します）。

正常な経膣分娩と思っても、このような会陰切開が影響を及ぼすことがあります。

(7) 不　妊

最初は、よく耳にする鍼灸治療に効果があるという肩・腰・膝などに関連する運動器疾患の症状で来院されますが、それらが良くなると、今不妊治療をしているのですが…鍼灸治療でもそのような治療をされるのでしょうか？などと尋ねられる方が近年多くなってきました。

しかし、当院にもそれ程多くはありませんが、最近は直接不妊治療を希望されるようになってきました。不妊は西洋医学で不妊治療を受けていても妊娠しないことも多く、不妊治療の期間が長くなると年齢の心配もあり、藁にもすがる気持ちで鍼灸治療を希望される方が少なくありません。

このように、鍼灸での不妊治療を希望される方は、西洋医学でも不妊治療を受けている方がほとんどです。あるいは、中には、既往歴に不妊治療をされていた…と書かれる方もあり、場合によっては、もっと鍼灸治療を早く受診してくだされば妊娠したかもしれないのに…と思われる女性も少なくありません。

ですから、いずれの患者さんの既往歴や家族歴、趣味も非常に重要な治療のヒントになります。たびたび述べていますが、西洋医学と東洋医学とでは、身体に対するアプローチがまったく異なるところが少なくありません。

西洋医学で注目しないことを、東洋医学では重要視するので、西洋医学で取りこぼしているところが鍼灸治療のポイントになったりします。例えば、前述しましたが、虫垂炎や鼠径ヘルニアの手術痕などは、近くにある婦人科器に影響を与え、生理痛や不妊の原因になることがあります。傷周囲の圧痛や違和感を改善させたり消失させたりしますと、生理痛が治ったり妊娠したりすることがあります。西洋医学では、そのような傷を癒着などの方向から診ますが、傷そのものはまったく問題にしません。

①治療の前に

治療の前に、甘い物と小麦粉を極力避けること。できればまったく摂らないようにしていただきます。冷たい物の飲食は避けていただき、服装も真夏でも手先と顔以外は、なるべく素肌をさらさないようにしていただきます。

真夏でも？と思われますが、どこでもクーラーが使用されていて、すぐに冷えが肌を襲います。あるいは、半袖などの場合には、クーラーで冷やされた場所に入ったらすぐに羽織れるような衣類を用意しておきます。短パンなどはもってのほかです。

ピッタリしたジーンズは、鼠径部を締め付けますので避けましょう。前述したように日本や韓国、東南アジアの古来の民族衣装は、足くるぶし付近まである長い筒状のスカートが多く、何枚かの重ね着となり、風通しがよくて暖かく、内部が蒸れないようになっています。

入浴は、シャワーを避けバスタブにゆっくり浸かり身体全体を温めます。

「冷蔵庫とクーラーが、女性の身体を駄目にした」といわれます。冷蔵庫で冷やしたものを飲食して内から身体を冷やし、クーラーで外から身体を冷やし、冷えが厳禁の女性には過酷な時代となってきました。前述したように、昔は、入浴後、下半身に女性はお湯をかけ、男性は水をかけるようにといわれました。結局、すべてのことは身体を冷やさないようにすることと、鼠径部を緩めて血液やリンパの流れが滞らないようにすることかと思います。食べ物に関しては後述します。

② 不妊治療

鍼灸の不妊治療は、同じ婦人科ですので、基本的に生理痛で述べた治療と重なります。ですから、生理痛で述べたような所見を精査し、圧痛や違和感があれば改善・消失させ正常な状態にすることが中心となります（圧痛や違和感などが見られるのは、その部位に異常があったり、何か他から影響を受けていたり、正常な状態ではないと考えます）。

鍼灸治療に携わっていると、思いもかけない原因が現在の症状に関係していることが少なくありません。不妊治療も同様です。ですから、前述したように、既往歴・家族歴・趣味などなるべく多くの情報をお聞きし、如何に現在の症状に関係があるかをチェックします。

例えば、趣味にスノーボードとあれば、腰を強打しなかったか…

↓骨盤に影響を及ぼし、婦人科器にまで及びます。

既往歴に交通事故で太ももの骨折とあれば…

↓骨折部を丁寧に押圧し、未だ圧痛があるか精査

→圧痛があれば、それも骨盤に影響がなかったか骨盤周囲を丁寧に調べます。

足首の捻挫にしても、捻挫が治っていないと、足首にかかった負担が膝や股関節、骨盤にまで影響を及ぼすことがあります。

西洋医学では、骨折にしても強打にしても捻挫にしても、通常の生活ができ動かしているときに痛みを感じなければ完治ということになりますが、鍼灸治療では、押圧して痛みや不快感、無感覚などがあれば、まだそこは治っていないということであり、あるいは、そこを完全に治す力がないことが、現在の症状の原因になっていることがあります。この圧痛などは、たとえ十数年前の痛みや不快感であっても、いまだ身体に影響を及ぼし続けているということになります。このことは、「傷」のところで詳しく述べます。

不妊治療で重要な所見の一つに甲状腺があります。のど仏の脇の圧痛や硬結で、甲状腺の異常の有無を判断しますが、甲状腺は婦人科に大変影響があります。また、甲状腺の病気は遺伝的体質を受け継ぐことがよくありますので、家族歴に甲状腺の病気をされた方がおられるときにはよくチェックをします。

甲状腺と卵巣は、東洋医学では大きな分類の中で、共に「腎」というグループに入ります。この「腎」は、様々な作用がありますが、その中の一つにホルモンがあります。また、腰の背骨（腰椎）は5個ありますが、腰椎の上から2番目と3番目の間は「腎」と関係があり、そこの経穴の名称は「命門」と言います。古代中国は、「腎」は命が入ってくる入り口と考えていたのでしょう。のど仏の脇を押圧して、明らかに圧痛や硬結があり甲状腺の反応があるときには、医療機関で精査していただくことがありますが、検査値に異常がないこともあります。

しかし、これは隠れ甲状腺としてそれらの所見を改善または消失させておきます。この隠れ甲状腺は、近年大変多くなってきました。治療で使用される経穴には、昔から使用されている特別な経穴もあります。

鍼灸治療では、身体全体を調節し、妊娠を妨げている様々な原因を治し妊娠しやすい身体をつくり上げ、その上にこの特別な経穴が更に妊娠の可能性を高めていきます。

(8) 更年期

今まで書かれてきた内容を見ても、女性は、初潮から始まる毎月の生理、妊娠・出産、育児、ときには不妊…と目まぐるしく身体が変化し、それぞれの状況に適応していかなければなりません。しかし、長年の変化にいよいよ終わりが来ます。50歳位になっての妊娠・出産は、女性の身体に非常な負担をかけます。そのために、子どもを産み育てるために分泌されていたホルモンが減少し、出産・育児などをしなくてもよい身体に変わっていきます。

そうです、更年期がやって来ます。更年期障害は、多くの女性が経験する愁訴、症状ですから、病気というより自然なことと捉えたほうがよいのかもしれません。

分泌されていたホルモンの一部は減少したり、あるいは、他の臓器から僅かに分泌されたりなどと、ホルモンの大移動中の身体の中は、台風や地震などの大災害が押し寄せているような状態です。このような状態は免疫力を低下させ、無理をすれば眠っていた病気が活躍を始めるかもしれませんし、生理がなくなり女性としての身体が大きく変化したりと、心身共に負担を感じる時期となります。

ですから、免疫力を必要以上に低下させないために、自然は、重篤ではないがあまり動きたくなくなるような更年期特有の症状を発症させるのではないでしょうか。もちろん人によっては、酷い症状や病気を発症させることもありますが、その多くは、更年期になっても休めない状況の場合が少なくありません。

当院の患者さんで、生理痛や更年期障害を緩和するために女性ホルモンを服用しながらがむしゃらに働き続けたキャリアウーマンの方がおられました。薬のために60歳になっても生理が

多様化する不妊の原因

昔はこれ程までに不妊の女性はいませんでした。結婚すれば、間もなく妊娠し、ハネムーンベイビーという言葉もしばしば耳にしました。

不妊は、男性が原因の場合も増えてきました。男性の精子の数が激減したり、精子の運動率が低下しているといわれますが、昔はそんなことはありませんでした。

結婚年齢が高くなったともいわれています。しかし、明らかに現代病の側面があります。

後述するように不要な化学物質や添加物が引き返すことのできないほど多量に出回り、複合汚染を引き起こし、これらは性をかく乱するといわれます。

男女平等が叫ばれ、女性も男性に負けじと身体を酷使したり激しいスポーツをするようになりました。

その中には生理が止まる人もいて、それが原因で不妊になる場合もあります。

また、容姿を気にするあまり、過度のダイエットに走り、取り返しのつかなくなることもあります。

不妊症が増加しつつある原因が何か分からず、おそらく、様々な要因が複合的に相互に関連しているのでしょう。

西洋医学の不妊治療は、女性に身体共に多大な負担をかけます。

若い頃から食事や生活環境に注意を払い、なるべく、良くないといわれるものは避けるより仕方がありません。

ありました。病院では、定期的にガン検診をするように指示されていましたが、仕事が忙しく2年間検診を受けませんでした。そのために、乳ガンが発見され、そのときはもう手の施しようがありませんでした。当然治すことはできませんが、痛みや症状を少しでも緩和してほしいとのことで、鍼灸治療を受けに来院されました。治療すると、硬くなった乳房が少し柔らかくなり楽になるとのことで、鍼灸治療を続けられましたが、頭部にガンが転移したとのことで、治療を中止しました。毎年検診を受けていれば早期発見できたかもしれませんが、ガンは発症していたと思われます。どうして60歳になっても生理があるような状態まで、ホルモン剤を服薬し続けたのでしょう。

また、40歳代に入ったならば、今までと異なるような体調の変化は、更年期の始まりか…と考えるような意識も必要になります。更年期に入ったら、周囲の理解も必要になります。周囲の無理解も、更年期症状を悪化させます。特に夫や子ども、あるいは、職場の男性などには、更年期という女性の身体の変化を学ばせておくべきと思います。本人は、動きたくても動けないのです。精神的にもイライラすることもあり、心身共にコントロールできない状況が襲ってきます。

どうしても辛い、適応できないときには、痛みや不快な症状に対して治療を受けなければなりません。もちろんホルモンの変化が主な原因ですから婦人科を、イライラや不安感が強くなれば精神科を、動悸や息切れなどでは循環器科を、肩凝りや筋肉痛があれば整形外科を…と、症状に応じて病院を回らなければなりません。

最近では、更年期専門の病院もありますので、そこを受診するのがよいのかもしれません。

鍼灸院には、ガンや外傷・骨折、感染症などの患者さんは来院しませんが、精神科、婦人科、循環器科、整形外科など、一度に様々な症状を発症する患者さんが来院されますので、更年期障害で来院される患者さんは、鍼灸治療で色々な症状に対応でき、そしてまた、患者さんの層も多いです（ガンや外傷・骨折、感染症などの治療後の傷の痛みや不快感、体調不良などの後遺症の患者さんは来院され、鍼灸治療で改善することが多いです）。

中には、更年期障害をまったく経験されなかった女性もおられます。長野潔先生は、更年期障害のなかった女性は、元来元気で免疫力も高かった人でしょう…と言われました。

しかし、更年期障害はなくても、やはり身体の中ではホルモンの激変があったことには変わりないのですが、そのときに症状がなかったために身体を休めることなしに過ごしてしまっていますので、60歳近くになって原因不明の体調不良で来院される女性がおられます。多くは、妊娠・出産以外にほとんど病院には行ったことがない…といわれます。このような場合、長野潔先生は、「遅く来た更年期の場合があります」と言われました。

いずれにしても、更年期障害の鍼灸治療を受けられ、元気になられるとしばらく来院されずに、治療院で何気なく○◇さんは、お変わりなく過ごされているかしら…と噂をしていると影が見られ、「鍼灸治療以後、元気で旅行に行ったり趣味の習い事をしたり、孫の世話をしたり、マァ元気でしたが、少々動きすぎて疲れ気味になったので、エネルギー補給とメンテナンスに治療を受けに来ました！」と来院されます。

以上、おおよその女性の一生を、女性特有の症状などを中心にお話ししてきましたが、女性が初潮を迎えてから閉経するまでに、目まぐるしく変化するホルモン状態に翻弄され、肉体的なことにおいてだけでも波瀾万丈の人生であることが分かります。また、それだけに自然に与えられたホルモンの変化や妊娠・出産などという自らでは避けられない問題を抱えている女性は非常に自然に近い存在なのではと思います。

女性が何もなく人生を全うするのは大変です。しかし、閉経となり更年期が終わると、更年期の様々な不定愁訴も終わりを告げ、ようやく穏やかな第二の人生が始まります。

身体に関しては、この女性の人生を思うと、我が身を振り返って男性の何と単純なものかとため息が出ます。この過酷な人生を送っている女性を蔑視する男性は、本当にノー天気な人種

食べ物より怖い妊娠出産時の恨み

出産や更年期の身体の辛いときに、思いやりを持って辛さに寄り添わなかった夫の態度を、女性は決して忘れません。

特に妊娠・出産時の何気ない愛のない冷たい言葉を、女性は恐ろしい程覚えています。

そのことを、私の鍼灸の講座後の食事のときに、参加者の中年の女性鍼灸師から聞かされた若いスタッフは、本当にかいがいしく妻をフォローしています。

昭和生まれの私には、ちょっとやり過ぎでは…と思う程です。

若い男性が、少しずつ女性を理解し協力し合っていく現状は、将来、日本の女性の地位を高めていくような感じがします。

鍼灸は人生を引き受ける治療

様々な高価で高度な医療器具を駆使して検査し、パソコンの画面を見ながら診断治療していく西洋医学とは異なり、鍼灸治療は、常にベッドサイドで患者さんの身体に触れながら病気に関することだけではなく、家族や仕事、ときには恋愛や夫婦喧嘩などの悩みを聞いたり相談に乗ったりします（また、そのような方法が必要なこともあります）。

鍼灸治療は、女性の一生を通して身近に寄り添える治療かと思います。

そして、寄り添ってくれるような鍼灸師に巡り合っていただきたいと願っています。

と思わざるを得ません。

自然界の生物は、生殖能力がなくなると死を迎えます。しかし人間は生殖能力がなくなっても、その後非常に長生きする生物です。

そして、人間がここまで豊かな生活を送れるようになったのは、特に閉経後の女性が孫の世話や生活上の様々な仕事を担ったからだとの研究成果もあります。更年期後は、女性ホルモンの減少により、また骨粗鬆症や高血圧などの新たな問題も起きてきますが、東西両医学で身体を労りつつ、豊かな人生を全うしていただきたいものです。

おわりに

本当に女性の一生は大変です。

自らの意志に関係なく、女性の身体は次代の生命を宿し育てることを前提に天はつくられました。人間の身体は、人間の頭では理解しきれないくらい非常に複雑であり、互いの臓器・器官などが巧妙に絡み合い関係しあっています。

妊娠・出産は、昔から続いている原始的な営みです。

女性は、昔から大地のような存在とか、自然に近い存在といわれてきました。自然からどんどん遠ざかることが科学的と思われるような世界ですが、そのことがかえって女性を生き難くしてしまった観があります。

女性の身体には様々なことが影響を及ぼします。そして、今のあなたの身体は、次代の子どもの身体にも影響を及ぼします。

目まぐるしく変化する環境を、女性自らが女性のためになるような環境に変えていかなければ、女性の負担がますます増えていくような気がしてなりません。

第三章　命は食にあり

私たちの身体（精神も含めて）は、長い年月の間に、様々な条件の影響を受けて成長します。遺伝的要因、環境要因…等々、色々とありますが、その中でも、ほぼ毎日3回、生涯続く「食事」は、直接身体そのものを形成するので、影響は非常に大きいものではないでしょうか。

それが簡単に分かりやすく表現され使用されている言葉が、「命《めい》は食にあり」ということになります。最近ではマスコミやコマーシャルでよく耳にすることがあるかと思いますが、東洋医学では、非常に重要視されている概念です。東西にかかわらず、医療では、食事についての指導をします。食事を改善しないと治療効果が上がらない、効果が続かない、あるいは、食事そのものが病気の原因となっていることも多々あります。

しかし、食事といっても、東洋医学と西洋医学とでは、その考え方や捉え方が非常に異なります。「命は食にあり」ということで、私が臨床で、患者さんに必ずといってよいほど食事についてお話ししますが、ここで少し食事について述べたいと思います。

特に、妊娠・出産の可能性のある女性にとっての食事は非常に重要ですので、生涯続く食事に、少しでも気を遣うようになれば、より健康な人生が送れるようになるかと思います。

(1)「女性は、食事の陰徳を積みなさい」

「女性は、食事の陰徳を積みなさい」恩師長野潔先生が言われた言葉の中で、一番印象に残っている言葉の一つです。「陰徳」…古い言葉で、おそらく、若い方には理解できないのではと思います。何でも目立ちたがる昨今の風潮ですが、目立たなくても、陰となっても自分の位置をしっかりと守り続ける…ということが難しくなっています。

マスコミで騒がれたりするような食事よりも、お米と味噌汁、魚に漬け物、食後はお茶！人間（だけではなく動物一般も）の身体は思っている以上に保守的で、何十年、何百年と長きにわたって食べてきた食物や食物習慣に強く影響されていて、新しいものに適合するには相当な負担を余儀なくされることも少なくありません。

西洋の食事が急速に入ってきたために、日本人の今までの伝統的な食物に対応してきた腸内細菌や消化酵素では対応しきれないということもあるのでしょうか、アレルギーや今まで少なかった大腸ガンが増えてきたりなど、日本人の身体も大きく変化しつつあるのでしょう。

昔ながらの、日本人の身体にあった食事を中心に、表舞台には現れませんが、毎日、しっかりと地道に伝統的日本食を取り入れた食事を続けることが、後になってその素晴らしさがジンワリと感じられてくるでしょう。これが、食事の陰徳でしょう。

海外では、健康志向の強い人々に日本食がブームとなっているそうです。「日本は海外の悪い物を取り入れ、海外は日本の良い物を取り入れている…」といわれています。「陰徳」という奥ゆかしく素晴らしい言葉を、残しておきたいものです。

長野潔先生はもちろん、東洋医学に携わる人々の多くは、患者さんに、鍼灸治療だけではなく食事指導もします。また、食事指導をしない鍼灸師はお勧めできません。

西洋医学でも食事の重要性をいいますが、前述したように、東洋医学の食事の考え方は、西洋医学とは非常に異なる部分が少なくありません。西洋医学では、単に、摂取栄養素の基準を満たすか否か、あるいは、Aの食品を摂らないとBというような病気になりやすくなる、摂取カロリー量…等々というような効果を数字で捉えて対応する関係が中心となっている感がありますが、東洋医学のように、身体を冷やす食品を食べてはいけません、今の季節に採れる旬の野菜を食べなさい…というような考え方などはあまりありません。

自然界の摂理は、頭でっかちな学問では計り知れない壮大な体系に包まれています。ただ、現在の知識で考えられることだけが真実…というような状況ですが、自然は、極め尽くせません。長い間の経験から得られたものは、時代遅れと思われても、案外、後になって、理に叶っていることが証明されることが少なくありません。西洋文明の合理性は、分かりやすく納得しやすいこともありますが、東洋文明は、深い叡智に裏打ちされていることが少なくないような感じがします。若い女性は、将来、妊娠・出産という、常に、次代の子どもを宿す可能性のある身体であり、重要な役割を担っています。もちろん、他の器官も非常に重要ですが、よりよい妊娠出産のために、特に、婦人科に関する臓器は健全でなければなりません。

そして、それには、生理が順調であることも一つの重要な条件かと思います。この本の中でもたびたび触れられているように、その土台となすものが食事です。女性の食事、特に、若い女性の食事は、自分自身のためだけではなく、将来の子供の健康にも関係してきます。目先の美味しそうな食べ物に目を奪われ、欲望のままに栄養バランスを欠き、内容の乏しい食事を続けていれば、将来、禍根を残すようなことになりかねません。若い頃から良い食事を摂っていれば、つまり、「陰徳」を積んでいれば、自身の身体が健康になり、受胎しやすくなり、妊娠中も順調であり、出産も自然分娩の安産で、産後の肥立ちもよく、母乳もたくさん出て、子どもも病気が少なく…、という流れになることに繋がるのではと思います。このようには、なかなかいかないかと思いますが、しかし、食事の陰徳を積んでいないと、このようになる可能性は、限りなく低いということにはなるかと思います。

次に、女性に関係のある食事について少し述べていきたいと思います。

(2) 母乳

「命は食にあり」ということにおいて、最初に口に含み、最も重要な食事が母乳でしょう。母乳の重要性、素晴らしさは、多くの書物に書かれたりマスコミで報道されていますから、よくご存じのことかと思います。もし、あまり母乳に対しての知識がないのでしたら、是非、本を読むかインターネットで正しい情報を調べる、あるいは、知識のある方にお聞き下さい。

母乳の重要さを知らないで、断乳・卒乳などという言葉に踊らされて安易にミルクを早々と飲ませたり離乳食に走るのは、後悔が待っているかもしれません。

自然界は、必要だから母乳を出させるのです。自然の壮大な営みの素晴らしさを想うこともなく、人間自らの勝手で止めるのは、何と安易な…と思わざるを得ません。

母乳で育てるほうがよいというと、必ず、母乳の出ない人から反論されます。出ないことを苦しんでいるのに、更に、その言葉で苦しむ…、思いやりがない…というような感情が入っているのでしょう。

涙が出ない…涙で潤わない目は、目蓋が開閉できずに失明してしまいます。

唾液が出ない…口の中が傷だらけになって、食べ物が食べられず、死んでしまいます。

汗が出ない…体温調節ができず、死んでしまいます。

尿が出ない・大便が出ない…もちろん、すぐ、死に繋がります。

このように、身体から出るべき分泌物が出ないと、自然界では、重篤な状態、あるいは、死を意味します。母乳が出ない…自然界でしたら、赤ちゃんの死！を意味するのです。もし、涙が出ない、唾液が出ない、尿が出ない…などの症状が出れば、すぐに病院に行かれるでしょう。病気だからです。同じように、母乳が出ないのも病気なのです。

ただ、母乳には、代用がある…などと、母乳の出ない人などから反論が出てきますが、もし、代用がないのでしたら、母乳が出なければすぐに病院に行くでしょう。

なぜ、出るような身体にしておかなかったのでしょうか。以前、鍼灸師会のセミナーで、母乳マッサージのベテランの方のお話がありました。母乳の出ない原因は何でしょう？という質問に「甘い物の摂りすぎが原因の一つです」と答えられました（甘い物を控える…これも「食

人間は「哺乳類」です

「哺乳類」とは、上手い名前を付けたものと感心してしまいます。我々人間は、まさに、「乳」を「哺」（ふくむ）種、「哺乳類」です。「霊長類・ヒト科」として、その哺乳類の頂上にいる（と思っている）人間でしたら、せめて、そのプライドを傷つけるような代用品で済ましては情けないのではないでしょうか。

出産後は、まず「哺乳類」になりましょう。

「醤油顔」と「ソース顔」

以前、「醤油顔」と「ソース顔」が話題になったことがあります。

現代の若者は、食事の内容が軟らかいものが多く、その内容は「お母さんは休め」と言われています。これをカタカナに変えてみると「オカアサンヤスメ」となり、軟らかい食べ物の頭文字となります。

オムレツ・カレーライス・サンドイッチ・ハンバーグ・ヤキソバ・スパゲッティ・メダマヤキとなります。

そして、ジャンクフードやスナック菓子も軟らかく、身体には悪影響があるものばかりです。

硬いものを噛まないために顎が発達せず、いわゆるエラが張らず卵のような顔付になります。

これが「醤油顔」です。しかし、硬いものを噛んで育った年代の方々は、顎が発達しエラが張った顔となり、これが「ソース顔」といわれます。親知らずが生えてこない若者も増えています。

この顔の発達の違いには、母乳で育てられたか否かも深く関係していると考えています。

事の陰徳」です）。

ただ、強いストレスなど、母乳の出ない要因は多々ありますので、そのときは仕方ないですが、なるべく母乳の出るような生活や環境を心がけるようにすべきとは思います。

そのような環境を整えることも、少子化対策の一つでしょう。

乳幼児のときに口にしたものが、アレルゲン（アレルギーの元）となり、後でそれを食べるとアレルギーを起こすようなことになります。小さい頃の食事が、一生を左右することになります。母乳もアレルゲンになりますが、母乳は、大きくなったら飲まない、だから母乳で育った子は、アレルギーになり難くなります。

母乳が出ている間は通常、生理が止まるので、すぐに次の子が生まれる可能性は少なくなります（ただし、現代の若い人には、母乳をあげていても妊娠する人が少なくないそうです）。

長野先生は、年子が続くと下垂が起きると言われました。元に戻りきっていない子宮に、また、赤ちゃんが入ってくるのですから、内臓が下に引っ張られっぱなしになり、下に垂れてきます。つまり、下垂を起こしてきます。その内臓下垂が、下にある臓器を押して負担をかけ、上にある臓器を引っ張ってこれにも負担をかけてきます（もっとも、少子化で年子を産んだり、多産自体が少なくなってしまいましたが…）。

母乳を吸わせると、子宮収縮ホルモンが出てきます。赤ちゃんが、お母さんのオッパイを吸って、妊娠中に溜まった脂肪を自らの栄養とし、そして、それが下垂をも防止してくれるだけではなく、妊娠中に脂肪で太った下腹部を元のようにスッキリとしてくれるのだそうです（自然って、凄いでしょう！）。

赤ちゃんは、お弁当と水を持って生まれてきますので、2〜3日は飲まなくても大丈夫…といわれたお医者さんがいました。出産後すぐに母乳が出なくても、焦らずに、口にオッパイを含ませていると出てくるようになることもあるそうです。

初乳には免疫を亢める物質が豊富に含まれていることは、ご存じかと思います。また、精神を安定させるセロトニンなども、始めの頃の母乳には多く含まれています。そして母乳は、内容が赤ちゃんの成長に伴って変化し、そのときの状態に相応しい栄養素が含まれてくるようになります（母乳一つとっても、たかだか人間の脳は、自然界の壮大な営みにまったく歯が立たない…と思わざるを得ません）。

現在、腸内細菌の重要性が喧伝されています。その腸内細菌を得る最初の重要な物質の一つが母乳です。母乳で育てられないと、基本となる良い腸内細菌がいないということになります。

また、哺乳瓶のように消毒したり温度管理をする必要もありません。そして、哺乳瓶と違って、お母さんのオッパイに赤ちゃんの唇がピッタリと吸い付かないと空気が漏れて上手にオッパイを吸うことができませんので、当然吸い込む力が強くなり、顎も発達し口呼吸にならなくなってきます。この口呼吸が、のちのち、様々な病気の原因や誘因になってきます。

時折、新聞の投書欄にもその訴えが掲載されることがあります。母乳でなくても健康に育ったのだから、周囲の方は、母乳で育てられなかったお母さんを責めないでほしいと訴えていました。また、医師からも疫学調査では母乳で育てても母乳を飲まずミルクで育てても特に差異はみられないという報告もありますが、単に身長や体重、血液検査など身体を数値で測れる範囲だけのことで、人生の長いスパンで見れば母乳との関係の有無が果たしてあるのか不明のことだらけかと思います。

母乳が出なかったと責めているというのは論外として、少なくとも、子供を産んでから母乳が出ない…と慌てることのないように、若い頃から、母乳が出るような身体にしておくべきではないでしょうか。

甘い物を極力避け、飽食を避け、冷たい物を避け…、積極的に「陰徳」を積むべきでしょう。欲望に任せて飽食に明け暮れ、身体も動かさずに、安産で母乳がタップリ出る…自然は、そんなに甘いものではありません。それに、今は母乳でなくても健康…といわれますが、母乳だったらもっと健康だったかも知れませんし、のちのち、何か影響があるかも知れません。世界的な研究でも、ガンの代表的な予防法10項目の中に、「できるだけ母乳で育てる」とあります。

私は、母乳がほとんど出ないという症状で来院された患者さんを一人だけ診たことがありますが、母乳の出を良くする経穴もあり、また、治療の一部にそれを標榜されている治療院もあります。また、母乳マッサージもあります。

私の小さい頃は、近所に「ちちもみ」と書かれた看板があり、母乳の出なかったり少なかった出産後の女性は、そこに通って母乳を出す治療をしていました。昔から、米粉がよいともいわれています。

胎盤は、母乳の出をよくするのに効果があるのでは?といわれています。人間以外の動物界では、出産後、胎盤を食べてしまいます。

現在は、細菌感染などのために、胎盤を食べることは勧められないようですが、そもそも、きれいで食べられる胎盤が少なくなっているそうです。

正常な胎盤は、臍の緒を持ち上げると、それにしっかり付いてくるのだそうですが、私の講座に参加されている助産師さんによれば、切れて落ちてしまう胎盤や、一部が石灰化しているような胎盤、あるいはタバコの臭いのするような胎盤もあるようです。妊婦さんを主に診ている鍼灸師の女性は、「胎盤美人」になりなさいといいます。表面は、美を際だたせるお化粧やファッショナブルな衣装で身を包み、美人さんと思われている方も多いかと思いますが、内面からしっかり整える生活を大切にしましょう。

最近、クル病の子どもが増えてきたというニュースがありました。

その原因の一つに、母乳で育てられたことが挙げられていました。私が子どもの頃までは、母乳で育てられた子どもがほとんどでした。しかし、クル病の子どもは、ほとんど聞いたこともありませんし、同級生にもいませんでした。母乳が原因というより、クル病になるような母乳に変わってきたのではないか、あるいは、母親の母乳の栄養価が落ちているのかも知れませんし、戸外での運動不足（これも原因の一つにありましたが）というような、環境の影響が大きいのではと思います。

母乳が甘くなってきていると言われた医師もいましたが、これもカルシウムのインバランスに関係があるのかも知れません。これからお母さんになる若い女性の皆さん、今から、正常な母乳の出る身体になるように、陰徳を積みましょう。

母乳に関しては、まだまだお伝えしたいことが多くありますが、本やインターネットでお調べ下さい。

スキンシップ

オッパイを吸わせることで、重要な要素の一つはスキンシップでしょう。

搾乳した母乳を飲ませるのと同じでは？と多くの人は考えるでしょうが、十月十日お母さんの心音を聞いて子宮の中で育ってきた乳児にとっては、その音を耳元で感じながらオッパイを飲むのとでは全く違った行為であり、絶対的な安心感があるでしょう。

そして、乳房を含んで、母の体温を感じることは、心の平安に通じるでしょう。

見えない、あるいは、計測できないことは「ない」ということではありません。

授乳の風景

私の子どもの頃は、人前で授乳している光景はごく普通のことでした。少し蔭に隠れたりちょっと背中を向けたり、胸を赤ちゃんが乳首を吸っている局所は手ぬぐいなどで覆ったりはしますが、それは日常生活の中に溶け込んでいました。

周囲の人も目をそらして、それを覗いたりいやらしい目つきで注視したりすることはほとんどありませんでした。

当時は、現代のように授乳室のようなものがありませんでしたから、もちろん授乳をしている女性は、恥ずかしい気持ちがあったかとは思いますが、社会全体が授乳は自然の営みという感覚があったのかと思います。

母乳の素晴らしさが分かるかと思います。
そして、自然ってなんと素晴らしいものか、驚嘆することでしょう！！

(3) 甘い物は甘くない

「命は食にあり」の中でも、近年、最も「命」に関係のある「食」の一つが「**甘い物**」ではないでしょうか。テレビでも、これでもか、これでもか…という程に、甘い物の特集をしています。デパートの地下街のスイーツコーナーでは、避けて通るのが難しいほどに甘い香りが漂い、誘惑が手をこまねいています。以前は、甘味処にはとても男性は入れない雰囲気でしたが、「スイーツ男子」という新語も現れ、酒より甘い物…という男性が非常に多くなってきました。

長野潔先生は、「男の酒に、女の砂糖」と言われ、治療のときに、注意しておくべきですと教えて下さいました。しかし、時代の流れでしょうか、私の鍼灸の講座の受講生でも、甘い物の反応点に強い圧痛を表す男性が多く、むしろ、女性のほうが、お酒の影響を受けていることが少なくありません。後述しますが、「右関門《みぎかんもん》」という経穴は、肝臓（酒？）と膵臓（甘味？）の両方の反応を表します。

スイーツ男子

「スイーツ男子」などという言葉は、甘い物は、女性だけではなく男性どもを引っ張り込もうとする砂糖業界の悪知恵のような気がしないではないのですが…。バレンタインデーに目を付けたチョコレート業界のようなものでしょうか…。

そのうち、3月10日は「サトウの日」と大々的に宣伝して、国民的イベントに盛り上げようと企むかもしれません。

有名スポーツ選手

有名スポーツ選手と言えば、まず大谷翔平選手ではないでしょうか。

大谷選手は、スポーツ選手にとって身体は資本であり、良いコンディションの維持は非常に重要であり、食事にも非常に気を使っておられることを述べています。

その中で、やはり「甘い物」を取らないようにしているとのことです。

サッカーのワールドカップにも出場経験のある長友佑都選手は、著書『長友佑都の食事革命』の中で、体調不良から管理栄養士により食事指導を受け、まず「白い砂糖」を一切口にしないことを決意しました。

その結果、試合中でも疲労を感じ難くなり、下痢気味だったお腹もまったく下痢をしなくなり、集中力が出てきたと述べています。

ある有名サッカー選手が引退して「何が変わりましたか」との質問に「甘い物が食べられることです」と答えていました。

やはり現役時代は「甘い物」をとらなかったのでしょう。

激しい運動をされるトップアスリートは、やはり甘い物、砂糖は身体にとって良くないことを実感されているのでしょう。

「右関門」に反応のあるひげ面のむくつけき男性に、「もしかして、酒好き?」と問うと「甘い物好きです」、細身の妙齢のお嬢さんに、「もしかして、甘い物好き?」と問うと「お酒のほうです」…と恥ずかしげもなく答えが返ってきます。鍼灸の専門学校で教えていますが、近年、お酒は女性、甘味は男性という状況が顕著になってきたように思います。そして、女性に両刀遣いが多いような感じがします。甘い物は、日常的に身の回りにある物の中で、女性にとって身体に悪影響を与える最たるものといってもよいかもしれません。

少々ページを取りますが、〝甘い物〟は非常に重要であり少しでもご理解いただきたいとしつこく書きます!

①病の基に「甘い物」

長野潔先生も甘い物に対しては、辛辣な言葉を残しています。

●甘い物と神経痛は仲がよい
●甘い物は骨がボロボロ
●甘い物はアレルギーにはよくない
●歯茎が浮くのは甘い物の摂り過ぎ

●筋肉痛は甘い物…などなど

タバコの害は、これでもか、これでもか…というほどに煽り、社会悪として排斥しようとしていますが、甘い物の害は、「糖尿病に気をつけましょう…」という程度で、「ケーキバイキング」などという恐ろしい食生活も現れてきました。甘い物は、タバコと同じ、いや、それ以上に身体に害毒をもたらすかもしれず、サイレント・キラー（静かなる殺し屋）であり、甘い物をたくさん、長く食べ続けることは、タバコと同様に長い時間かけた自殺行為のようなものです。

タバコは吸っている人を害するだけではなく、周囲の人にも「副流煙」が影響を及ぼす…と言われていますが、甘い物も、自分自身だけではなく、特に女性は、自らの子どもに影響が及ぶということがあります。タバコを目の敵にする女性も、甘い物に関しては、何と心が広く鷹揚で寛容なのでしょう。

鍼灸治療の患者さんの愁訴が、甘い物の摂り過ぎが原因の一つである、あるいは、症状を悪化させている場合が、非常に多く見られます。明らかに、甘い物が愁訴の主原因という患者さんも少なくありません。おそらく、全患者さんの半分以上は、主原因だけではなく間接的な原因としても含めれば、甘い物が関与していると思われます。

ですから、甘い物の摂り過ぎに対しての治療を加えると、多くの症状が改善していきます。

もちろん、甘い物の経穴に反応があります。患者さんに、愁訴の原因の一つに甘い物の摂り過ぎがあることを指摘すると、必ずといってよいほど、「甘い物は、脳の栄養になるから摂らなければならないのでしょう！」と反論してきます。

そのような患者さんに、「甘い物が貴重で、贅沢品であり、口にすることが少なかった江戸時代の人は、バカばかりでしたか？」と答えると、「……」となります。

甘い物が脳にとって非常に重要なものでしたら、甘い物を口にできなくても、その代用となるものを神様は身体に蓄えてあり、二重にも三重にも防御態勢を取られています。神様は、そんな愚かなことはしません。それに、脳が栄養不足になるほど、頭を使っているのでしょうか？逆に、甘い物の摂り過ぎが、認知症に関係があるのでは？との研究がなされています。

② 味が甘くなると人間も甘くなる？

「甘い物は、すべてよくない！」と言っているのではありません。摂り過ぎがいけない、身体の糖代謝の許容範囲を超えてはいけない…と言っているだけです。

私も甘い物が大好きです。時折患者さんが、「先生、○△に旅行に行ってきました。お土産に、毒を持ってきました」と甘いお土産品を買ってきて下さいます。ご厚意を有難くお受けしますが、あれほど、治療中に「甘い物はいけません！」とお伝えしているのに、私を仲間に引き込もうという策略なのでしょうか、それとも、先生も食べているのだから、私だって食べても大丈夫…という事実をつくりたいのでしょうか、なかなか、油断ができません。私も、行ったことのない名所の珍しい甘いお土産の誘惑には勝てません。

甘い物は日持ちするものが少なく、夫婦二人の生活では、とても食べきれるものではないことが多く、他の人にお裾分けをしたり冷凍できるものはそうして保存します。ときには、分かっていても消費期限が明日まで…、という場合には、差し上げる人が見つからず、残したり捨てたりするのはもったいない、作った人に申し訳ない…と、妻と、消費期限を理由に、心を鬼にして（？）少々、量を超すことがあります。そんなときには、てきめんに罰が当たり、酸っぱいゲップが出たり、夜中に足が攣って激痛で目を覚ますことがあります。もう私の身体も、加齢と、甘いものには卑しい気持ちとで、糖代謝能力が落ち、ギリギリのところまできているのでしょう。「分かっちゃいるけど、止められネー！」というところでしょうか。

甘い物を摂り過ぎている（というより、糖代謝能力が低下している）場合には、●食後すぐに眠くなる、●足がよくツル、●空腹になると手が震える…というような症状が現れます。また、臨床経験上、足首付近の静脈が暗紫色、あるいは、赤紫色になって細く浮いて見えるような状態も、甘い物を避けると薄くなっていきますから、(鍼灸治療の効果もありますが)甘い物に関係があるのでは…と思っています。甘い物を摂り過ぎている人は、ふくらはぎを少し摘んでみると強い痛みを感じます。

糖尿病の家系、病院で血糖値などの検査値に異常が出始めている方は、糖の摂取を控えなければならないことは、充分ご承知のことと思います。

糖に対しての感性は、それぞれ個々人によって異なります。お猪口一杯で酔ってしまう人と、一升や二升酒でもびくともしない人もいます。糖尿病の家系の人は、お酒でいえば、お猪口一杯で酔ってしまうような人と同じで、決して、一気飲みのような無謀なことをしてはいけないように、スイーツなどを必死になって追いかけてはいけません。

肥満に苦しみ、ダイエット関連の情報や食事がマスコミを賑わしていますが、飽食の欧米、日本などは特別であり、まだまだ世界では、飢えに苦しんでいる人々が非常に多くいます。

自然界では、飢えていることが普通です。ですから、身体は、満腹状態よりも少々飢えているのを基準に神様は動物をおつくりになられたようです。百獣の王ライオンでさえも、なかなか餌にありつけないこともあります。狩りをして、獲物を追いかけたり、逆に襲われそうになって逃げたりするときには、血糖値が上がらなければ戦ったり逃走することはできません。

そのために、空腹で血糖値が下がっているときにでも、いざ戦いとなれば、身体のあちこちから血糖値を上げる物質がここぞとばかりに分泌され危機を乗り越えます。

神様は、動物が満腹になる、つまり、血糖が上がる状態が続くことをほとんど想定しなかったのでしょうか、血糖を下げる物質は、人間ではインシュリンだけしかおつくりになりませんでした。上手の手から水が漏れる…、神様の失敗の一つなのでしょうか？それとも、我々罪深き人間には思いも寄らない、神様の深謀遠慮なのでしょうか…。私の小さい頃は、本当に甘い物は少なく、お土産に、砂糖を持たせたり（ただ、袋に入っている砂糖です）、結婚式の引き出物に、鶴亀などのお目出度い物を模した砂糖製品が出たりもしました（砂糖を固めて、食べられる色素を塗っただけです）。

ですから、小さい頃は、摂りたくても甘い物がほとんどなく、食べられなかったのです。小学校の頃に、「ワタナベのジュースの素」が発売され、子供達には大人気でした。これは、ただ粉末を水に溶かして飲むだけなのですが、そのくらいしか甘い飲み物はありませんでした。

サイダーやラムネもありましたが、「ワタナベのジュースの素」のほうが断然安く、高度成長期の到来前では、日本人の多くはそれほど豊かではなく、他にはそれほど質の良くないキャンデー位しかありませんでした。

NaClは、ご存じ「塩」の化学式です。天然のミネラル分を含む塩ではなく、化学的に生成された「塩」です。

砂糖は$C_{12}H_{22}O_{11}$という化学式で書かれ、純粋の砂糖です。NaClと$C_{12}H_{22}O_{11}$は、共に化学製品、つまり薬品です。

両方とも、単体としては天然にはあまり存在する物質ではありません。化学薬品の砂糖が作られるようになって砂糖が入手しやすくなり、甘味を感じれば食べる物が美味しく感じるようになり、どんどん砂糖の消費量が増えてきました。

甘い物の摂り過ぎが良くないと説明すると、患者さんは、ケーキとかお饅頭のようなものを想像しますが、果物は、甘いものには入れていない人がほとんどです。果物は、身体に良いといわれているために、女性は、果物だけは大手を振って食べていますし、元々大好きなものですからついつい食べ過ぎる傾向があります。しかし、健康に良いといっても、もともとは果糖という糖の一種です。果物には、豊富なビタミンも含まれているので、もちろん、身体には良いのですが、「過ぎたるは及ばざるがごとし」です。

通常、果物の1日の摂取量は、ほぼ自分の握り拳大《こぶしだい》が目安といわれることが多いです。それに、最近の果物の糖度は非常に高く、果汁に触れるとベットリとするほどです。私の若い頃は、イチゴにしてもミカンにしても、今の甘さとは比較にならないほどで、どちらかというと酸っぱいものに入るほどでした。イチゴは、潰して牛乳と砂糖をかけて食べる（少し豊かな家庭は練乳をかけました）のが普通で、夏ミカンも砂糖をかけて食べたものでした。

リンゴもどちらかといえば酸っぱく、「インドリンゴ」という名の、当時としては甘い画期的なリンゴも、今の果物からみればとても甘いなどとはいえないでしょう。桃、梨、ブドウなども同様です。

そもそも、甘い果物などは本当に少なく、また、種類も旬のものだけであり、バナナが輸入され始めたときは値段も高く、病気にでもならなければ食べられませんでした。果物は水菓子ともいわれますが、そのうちケーキのような甘さになるのでしょうか。現在は、トマトまで甘くなってきており、そのうち、キュウリや茄子まで甘くなっていくのでしょうか。

忍耐や我慢というような言葉が、だんだんと死語に近くなってきたように思われます。あるいは、古くさいと一蹴されそうな気配です。甘い物が周囲に満ち溢れ、甘さがどんどんエスカレートしてくるに従って、人間も甘くなってきたような感じがします。甘い物虫が、シロアリの如く、人類の健康を蝕んでしまうのでしょうか。

③女性と「甘い物」

前述したように、以前、私の属している鍼灸師会の婦人部で、母乳マッサージを施術して何十年というベテランの方のお話を伺うことがありました。

そこで、「母乳に関して、一番良くないことは何でしょうか?」という質問が出ました。

即座に「甘いものです!」と答えられました。甘い物は、乳腺炎の原因の一つでもあります。母乳が甘くなったことが、子供のアレルギーの原因の一つとも考えておられる医師もいらっしゃいます。

当院の鍼灸治療を受診される女性に、帝王切開や子宮筋腫の手術をされた方が少なくありません。成人女性で、婦人科に関する下腹部の手術をされた割合が、どの位になるのか分かりませんが、おそらく、一般の割合よりも、鍼灸治療を受診される女性の割合のほうが多いのでは……と感じています。それは、下腹部を手術すると、鍼灸治療を受けざるを得ないような身体になり、鍼灸治療でなくては改善しないような症状を発症してくるからではないでしょうか。

下腹部を手術すると、のちのち、様々な愁訴が発症してくることがあります。

西洋医学的には、手術や帝王切開は成功し、一見、正常な状態と思えますが、様々な不定愁訴や症状が、婦人科の手術や帝王切開と関係があるとは西洋医学では考えていません。西洋医学では、様々な愁訴や症状に対して、それぞれに病名が付き、それに対しての投薬や治療がされますが、それでも改善しないから鍼灸治療を受診します。頭痛や腰痛、坐骨神経痛、五十肩、胃部不快感…等々、様々な愁訴や症状を訴えて来院しますが、何年も前、いや、十年、二十年…も前の婦人科の手術が原因のことがあります。

西洋医学では、子宮筋腫や帝王切開の手術自体が成功すればそれで終わりです。しかし、その手術は、その場では成功しても、後々、様々な愁訴の発症の原因になります。下腹部を手術するということは、まず、手術部位の重要性ということがあります。

東洋医学では、下腹部に「臍下丹田」と呼ばれる、人間の生きる根本ともいえる場所があります。皆さんも、耳にしたことがあるかと思います。帝王切開や子宮筋腫の手術は、その「丹田」と呼ばれる場所を切るのですから、心身共に、様々な影響を与えるのは当然と思われます。

また、自己免疫疾患を持っている患者さんには、下腹部の手術をされている方が少なからずおられますが、帝王切開や子宮筋腫の手術の臍から恥骨にかけての切られる手術痕の中に、私たちの鍼灸治療では、やはり、自己免疫疾患に使用される「関元」という経穴があります（最近では、目立たないようにと、ビキニラインに手術痕がありますが、皮膚の内側は通常、縦に切ってあるそうです）。

長野潔先生は、下腹部の手術をすると、頭部に「瘀血《おけつ》」が溜まってくると言われます（「瘀血」…一般の方では、よく「古血」という表現をされるかもしれません。長野先生は、生理的な働きができない血液を「瘀血」と定義されました）。

頭の「瘀血」は、精神に影響を及ぼすこともあり、私の勤務していた神奈川県立精神医療センターでも、下腹部の手術の既往歴のある「うつ病」の患者さんで鍼灸治療に回ってきた方は、鍼灸治療の診断のスコアポイントがプラスされます。また、下腹部の手術そのものが、お腹の「瘀血」の原因となり、長野潔先生は、生涯、お腹の瘀血（腹部瘀血）から逃れられないとも言われました。そして、その腹部瘀血が身体に色々と悪さをしてきますし、手術をすると、癒着から逃れられません。

傷痕は、通常の皮膚と異なり伸び縮みに制限ができ、その周囲の筋肉や神経・血管などを引っ張ったり緊張させたりして鼠径部に影響を及ぼし、血流も悪くなったりして、下肢の様々な症状や病気の原因の一つになります。また、腹筋と背筋のバランスが崩れ、腰痛を発症したり、お腹から背中に延びている筋肉は、背部の筋肉を引っ張り、肩凝りや頭痛など様々な症状を表すことがあります。

子宮の手術ですが、卵巣や膀胱にも影響が及ぶこともあります。

下腹部の手術は、全身に関係があることがあります。また、帝王切開は手術の際に麻酔をしますので、麻酔が肝臓に負担をかけることがあることも留意しておかなければなりません。昔は武士が腹を切りましたが、現代は甘い物を食べすぎた人が腹を切る時代なのかもしれません。少し甘い物を制限していれば、ハラキリはせずに済むのでしょう。

甘い物は、古代中国の頃から「脾」に関係があるとされ、それは、「肌肉《きにく》」に影響を及ぼすと書かれています。「肌肉」とは、少しニュアンスは異なりますが、筋肉に近いものと思っていただければよいかと思います。つまり、二千年も前の古代中国人は、甘い物は筋肉に関係があると分かっていました。子宮も筋肉でできていますから、甘い物を摂りすぎると生理痛などの婦人科疾患に罹りやすくなります。

生理痛の患者さんには、極力甘い物を避けるように指導します。すべて止めなさい…と言いたいのですが、それは無理ですので…私も無理です…、「極力」と言っています。

私の行っている鍼灸治療では、逆子の原因の一つは、甘い物と考えています。

甘い物は身体を冷やします。母体が冷えると、赤ちゃんの動きが鈍くなってきて、どういうわけか、逆子の状態で動きを止めてしまうのだそうです。

妊婦さんの臀部を温めていると、お腹の赤ちゃんの動きが活発になってきます。逆子の場合も同様に、臀部が温まると動きが活発となり、重い頭が自然と下になって逆子が治るのだそうです。ですから、甘い物が帝王切開の原因の一つなってきます。そして、甘い物が冷えの原因にもなるのですから、直接身体を冷やすのも当然避けなければなりません。

「甘い物と冷えは、帝王切開まっしぐら!」と言うこともあるようです。

そして、母親が甘い物好きですと、一緒に甘い物を食べる機会が多くなるために、子どもさんが甘い物好きになってしまいます。もし女の子でしたら、母乳から、いえ、子宮の中から甘かったのですから、お母さんと同じく、帝王切開…になってしまう可能性もあるでしょう。

あるとき、突然、逆子の妊婦さんが来院されました。インターネットで調べると、鍼灸治療で逆子が治るとあったので、近くにあった当院を受診されました。出産予定日まで、あと3週間ほどではなかったでしょうか。当院は予約制で、既にベッドには患者さんが治療を受けており、その妊婦さんは治療が受けられません。

しかし、助手がお灸をしている最中でしたので、待合室で少し身体を診ました。9月下旬頃で、まだ残暑が厳しく、妊婦さんは、素足で薄い服を着ていました。腰や足に触ると冷えています。おそらく、クーラーで外から冷やされ、冷たい飲み物で内から冷やされたのでしょう(**「クーラーと冷蔵庫が女性の身体を駄目にした…」**ともいわれています)。

また、冷え性の女性でも、妊娠すると一見冷え性が治ったように感じるそうですが、それも、赤ちゃんがカイロの代わりのようになっているだけで、決して冷え性が治っているのではありません。

臀部の特に冷えているところや圧痛のあるところ、それに、逆子などの治療点に印を付け、自宅で温灸をしてもらうように指示しました。臀部は、皮膚が薄ピンク色になり、温かくなるまで温灸をするように伝えました。顔や手以外は、絶対に皮膚を露出せず（特に腰から下は）、冷たい物も控えクーラーで冷えすぎないように、甘い物と体温より低い食べ物は摂らないように…などとアドバイスをしました。

翌日電話があり、産婦人科に行ったら逆子が治っていましたとの報告がありました。夜、ご主人が印の付いたところに温灸を続けていたら、全身に汗をビッショリかき、突然、胎児が動き出したとのこと。後ほど、安産だったとの報告があり、クリスマスには、真っ赤なポインセチアが届きました。

『大便力』（辨野義己著：朝日親書）の中に、赤ちゃんが産道を通ってくるときに、産道にある様々な細菌を口にし、その赤ちゃんの腸内細菌を決めるのだそうです。また、赤ちゃんは回転しながら産道を通り、お母さんの肛門に触れ、そこで、肛門の細菌（これも赤ちゃんの腸内細菌になります）をも口にしてくるのだそうです。ですから、帝王切開で産まれてきた子は、それらの細菌に触れることができず、良い腸内細菌を作り出すことが難しくなります。帝王切開では、最初からハンデを背負って赤ちゃんは世に出てくるのです。現在、帝王切開で産まれてきた赤ちゃんには、出産後すぐにお母さんの産道内の細菌を口に含ませる治療法を行っている産院もあります。

良い腸内細菌を増やすことも重要ですが、悪い腸内細菌を増やさないようにすることのほうが容易といわれ、それには、甘い物を避けることです！といわれる医師もおられます。甘い物を食べて、生理痛になったり不妊になることもあります。

妊娠してもつわりが激しく、挙げ句の果ては帝王切開になるかもしれません（つわりの原因の一つが、甘い物と考えられます！　甘い物に関係する経穴のところに反応が現れます）。帝王切開のために、下腹部の傷が、後々、身体に様々な症状を発症し、赤ちゃんの腸内細菌も良い細菌が少なく、赤ちゃんもアレルギー症状で苦しむかもしれません。帝王切開は免れても、甘い母乳を赤ちゃんが飲み、これもまた、アレルギーなどになる可能性も高くなり、お母さん自身も乳腺炎になるかもしれません。

帝王切開をされた女性の患者さんにこれらのことをお話しすると、何でそれをもっと早く知らなかったのか、甘い物を摂らなければ帝王切開にならなかったかもしれない、色々な愁訴も起こらなかったかもしれない、子どももアレルギーにならなかったかもしれない…等々、後悔されます。

いかに、女性にとって甘い物が良くないかお分かりになったと思います（甘い物を減らすことも「食事の陰徳」です）。女性の乳房と子宮は、甘い物に弱いといっても過言ではありません。「甘い物は、身体にとっては甘くない」のです。特に女性は、甘い物を摂りすぎると、その後は、苦い人生になるかもしれません。そんなことのないように願う私は、北は北方領土、西は竹島、南は尖閣列島までも、「女性に甘い物は大敵！」を訴えて、手弁当でどこにでも出かけていきます。是非、お声をかけて下さい。馳せ参じます。

④甘毒軍の侵略

十年以上前になりますが、２０１１年は熱さが非常に厳しい年であり、老若男女にかかわらず、熱中症で倒れる人が続出しました。近年の猛暑で脚光を浴びてきたのがスポーツ飲料です。熱中症対策として、水分補給の必要性が説かれ、生理的食塩水に成分が近いということで、スポーツ飲料が盛んにマスコミや医療機関などでも報道され推奨されてきました。翌２０１２年も酷暑であり、当然スポーツドリンクを飲まれる方も、前年以上に増えたのではと推測されます。しかし、秋口頃から、スポーツ飲料の飲み過ぎで急性の糖尿病になることがあるので、注意を促すニュースが流れました。

これは、あるスポーツ飲料の内容物です。原材料名：砂糖、果糖ブドウ糖液糖、果汁、食塩、酸味料、香料、塩化K、乳酸Ca、調味料（アミノ酸）、塩化Mg、酸化防止剤（ビタミンC）。内容物は、含有量の多い物から書かれていて、最初のほうがすべて糖に関するものです。これらが、一気に身体に入るばかりでなく、汗をかくからと、絶え間なく飲み続ければ、血糖はずっと上がりっぱなしとなり、急性の糖尿病になるのは当然かと思います。

しかし、このニュースは、間もなく報道されなくなります。翌年も猛暑が続き、注意して報道番組を見ていましたが、私の知りうる範囲では、まったくそのような注意は見聞きしませんでした。そして、スポーツ飲料は、薄めて飲みましょう…ということがいわれるようになってきました。やはり、スポーツ飲料をそのまま続けて飲むのは良くない…ということが知れ渡る前に、少しぼかしながら、スポーツ飲料は飲むべしとアピールしたいのでしょう。その後、それに代わって、「砂糖は古代から…」というCMが流れるようになりました。「お砂糖〇〇〇協議会」というスポンサー名でした。スポンサーで成り立っているメディアとしては、大口のスポンサーの悪い評判は言えませんよね。

そこに甘毒軍《かんどくぐん》（＝私の造語です）は付け入り、巧妙な操作をしてきます。

夏に入る頃から、毎年、私の講座では、スポーツ飲料をガブ飲みするのは良くない…と繰り返し話します。あるとき、スポーツジムのコーチとトレーナーを兼務されている参加者から、「スポーツ飲料の飲み過ぎを禁止したら、肉離れの選手が激減しました」との報告を受けました。甘い物の摂り過ぎは、筋肉を弱める良い証拠となる例ではないでしょうか。熱中症対策には、当然、水分と血中の成分などの補給が絶対に必要であることはいうまでもありませんが、売らんがためのコマーシャルには、個々に、こちらもどの程度摂取して良いかなどの知識を取り入れていかなければなりません。

この本を書いている２０２３年も猛暑です。スポーツ飲料の飲みすぎに注意しましょう…ということがテレビでもいわれています。やはり症例が多くなってきたのでしょう。そのために、大っぴらにアピールできるようになってきたのかと思います。

通常ならば、仕事中に甘い物を食べることは、あるいは、口をモグモグさせながら仕事をしていることは許されません。しかし、パソコンに向かっている人は、引き出しに甘い物があり、それが許されることが少なくありません。ですから、常に糖が口中にあり、血糖もなかなか下がりません。そして、今はそれだけではありません。

富山の置き薬ならぬ置き菓子が人気があるそうです。置き菓子を考案した会社では、ヒット商品と自画自賛していますが、それが回り回って、置き菓子を置いていった女性販売員や男性販売員の奥さんは甘毒軍の思うつぼになってしまうかもしれません。世の中は、因果応報で回っていくようなことがあります。

江戸時代の頃の富山の置き薬は、医者も少なく、病気になっても治療費が高く、治療を受けることが簡単にはできない庶民には、薬だけではなく、安心を置いていく物でしたが、現代の置き薬は、甘毒軍の置いていく地雷のようなものではないでしょうか。

私の好きなカステラも、原材料名は「鶏卵、砂糖、小麦粉、水飴、餅米飴、ザラメ糖」です。カステラといえば、いかにも甘い物と分かりますが、あまり甘い物と思っていない食べ物でも、皆さんが買われる非常に多くの食べ物の内容物に、必ずといっていいほど砂糖が含まれています。先に書きましたように、内容物は、量の多い順に書かれています。砂糖は、多くは最初のほうに書かれています。通常の砂糖入りの缶コーヒーや、果汁の少ないジュース、炭酸飲料などは、重さの約1割が砂糖です。

私の患者さんに、高校の家政科の女性教諭だった方がおられます。授業でペットボトルなどの甘い飲料を煮詰めると、あとに砂糖の塊が残り、その多さに学生が愕然とする…といわれました。そして、糖分を液体で摂ると吸収が早く血糖値が急に上がります。アイスクリームやかき氷のように冷えて甘い物は、冷えて舌が鈍くなるために、より甘味を増してあります。これらを常温程度の溶けた状態で食べてみると、甘すぎてとても食べられる代物ではありません。そして今では冷たい物も寒い冬に食べるようになってきました。

甘毒軍は、美しく上品に装って、身近に迫ってきます。

もう、逃げられません。

「砂糖は毒」として、米国の小児科医らがタバコや酒と同じように課税すべきと、英国の科学誌『サイエンス』に発表すると、砂糖や飲料の業界が一斉に反発しているそうです。また、米国のある州では、子どもの健康のために、ジュースのボトルのサイズの制限をしたら、飲料会社から告訴されたとのことです。このように、甘い言葉で、あの手この手で、資金力にまかせて力ずくで、甘毒軍が侵入し、我々を包囲してきています。

「金は、命より重し!」、強欲の資本主義! 恐ろしい世の中になってきました。

心して甘毒軍の攻撃に備えないと、一家皆甘い物漬けになってしまい、気付いたときには、悲しき虜囚の民となってしまいます。

⑤「右関門」を押してみよう

この糖代謝異常の代表的所見となる「右関門」を押してみて下さい（押圧方法や位置は、第六章に記載してあります）。肝臓で作られた消化液の胆汁は、肝管↓総肝管を通り一度胆嚢に溜められます。食事が入ってくると、胆汁は総胆管を通り、十二指腸のほぼ中央部に開口している大十二指腸乳頭（ここを開閉する筋肉がオッディ括約筋といわれます）から排出されます。また、膵臓からの消化液も、オッディ括約筋の前で総胆管と合流して、同様に、大十二指腸乳頭から排出されます。長野潔先生は、「右関門」の位置は、ちょうど、このオッディ括約筋の付近に当たると言われました。ですから、肝臓、胆嚢、膵臓のいずれかの臓器が順調に働いていないと、オッディ括約筋に負担がかかるのでしょうか、「右関門」に圧痛が見られたり、お腹の他の場所と比べて固かったりしてきます。

私の学んだ治療法では、臨床上、「右関門」の反応は、特に、膵臓＝甘い物の反応を表すことが多いです。問診票に、「甘い物」や果物をよく食べたり、ジュースを飲む、あるいは、家族歴に糖尿病の人がいるなど、そして、主訴や随伴症状に筋肉の症状が絡んでいる場合には、この糖代謝に関係のある所見の「右関門」を精査します。もし、押圧して、圧痛があるときには、「甘い物の摂り過ぎに注意してください」と話しますが、「血液検査では、血糖値や他の糖代謝の値は正常値でした」とお答えする患者さんが少なからずおられます。

西洋医学的血液検査で、血糖値や他の糖代謝の異常が見られたらもう遅いのです。先に書きました、「未病治」の段階です。筋肉などに出た症状は、「検査値には出ないけど、もうそろそろ気をつけた方がいいですよ」と、「**病が身体をノック**」しているのです。

このときに、鍼灸治療を受ければ、症状は改善するし、「未病治」となり、検査値に出る前の段階でストップできるのです。そして、この「右関門」に圧痛があれば、私から、毎回毎回、チクリチクリと甘い物の害を聞かされることになり、少しは減らそうか…と思い始めるようになります。少々治療費がかかっても、「未病治」のために、鍼灸治療に通われることをお勧めいたします。将来、甘い物が原因で様々な愁訴や病気を発症し、辛い思いをして、なおかつ、高い治療費を払うのでしたら、健康を維持するために、身体に鍼灸先行投資をされたほうが、ローリスク・ハイリターンの利益を受けることができますよ！

「右関門」の圧痛において、当院のワーストワンとなった60歳代の女性がいます。主訴は、頭痛、肩凝りです。「右関門」を押圧すると塊に触れ、ご本人は、軽い押圧でしたが身体をよじるほどに痛がり、ほとんど指が入りません。

主訴や様々な愁訴は、おそらく甘い物が原因ですとお伝えし、その治療を行いました。何を食べても太らないので、甘い物も自分は食べてよいと思っていたそうです。毎日チョコレートを食べ、それも、アメリカの甘いチョコレートが大好きとのことでした。

治療後は順調であり、頭痛はほとんど起こらず肩凝りも改善したので、その後は、1か月毎に健康維持のために来院されていました。しばらくして、「ギックリ腰になったので、診て欲しい」との急な電話がありました。おそらく、体調が良くなってきているので、また、甘い物が増えてきたのでは？と想像されました。

腰痛の場合、腰椎（腰の脊髄の骨）とウエストの腰の筋肉を比べ、筋肉を押圧して痛む、あるいは、動かして痛む場合には、甘い物が関係していることが少なくありません。前述したように、筋肉は、甘い物が関係することが多いからです。

案の定、腰椎ではなく筋肉の痛みであり、甘い物を中心とした治療を行い、1回でほとんど痛みが改善しました。この方は、仕事上で、人前で話すことが多く、「ギックリ腰になって動けず、話ができなくなっては困るのですが…」と相談されました。当然、甘い物を減らすことですが、良くなっているとはいえ、「右関門」の圧痛や塊はまだまだです。

そこで、糖質制限食のお話しをし、それに関する本を推薦しました。食事全体の糖質を減らしていく食事療法です。１か月後、「右関門」の圧痛は、ベストスリーに入るほどに改善し、ほとんどの愁訴も消失し、元気で活躍されています。しかし、その後も１か月毎に来院されていましたが、会社での周囲の環境が甘い物に充ち満ちているので、ちょっと油断するのでしょう。「右関門」の圧痛が少し復活してきていますが、来院するたびに、本人も「右関門」の圧痛を自覚し、私からもちょっと注意を受けるので体調維持は順調です。そして、驚いたことに、前述した足首に網のように広がるミミズのような暗紫色の静脈が浮いたような症状が、薄く、あるいは、一部が消失してきました。

このように、健康維持のために定期的に来院されるのは、もし症状が出ても治るのが早く、また、来院のたびに、しつこく甘い物などの摂り過ぎを注意されるので、自己抑制ができる利点があると思います。

定期的に治療を受けられるような、ホームドクターならぬ、ホーム鍼灸師を持たれては如何でしょう。サプリメント何ぞより、ずっと効果があるのではないでしょうか。

そして、甘い物を摂り過ぎていないか、ときどき、鍼灸院でチェックしてみることをお勧めいたします。

⑥「甘い物」を少しずつ減らそう

甘い物には、中毒性があり、なかなか止められません。

私の患者さんに、40歳頃に脳梗塞を発症した男性がおられました。

この方は、意志の強い方で、脳梗塞の再発を予防するために食事には大変気を遣い、甘い物はまったくといってよいほど摂られません。

仕事上の関係で、年に2回程ロシアを中心とした東欧諸国に約2〜3週間出かけます。

大変尊敬されている方ですので、当地では大変な歓迎を受け、甘い物も毎日のように大量に食卓にのぼり、その方も、折角歓迎してくださるのだからと、良くないとは思いつつ召し上がるそうです。しかし、甘い物に慣れてしまった脳と舌は、日本に帰っても甘い物の誘惑には勝てない状態となり、元の食習慣に戻るまで1か月程かかったそうです。この方は、帰国されると当院に来院されていましたが、旅行前になかった甘い物の反応がバッチリと出ています。

意志の強いこの方でも、「甘毒」を抜くのに1か月もかかるのですから、もともと甘毒の誘惑に弱い我々は全く無理という他ありません。

甘味に対する味覚はどんどんエスカレートしていきます。私の鍼灸師仲間に、甘い物が異常ともいえるほど好きな女性がいます。私が、講座のために京都によく出かけますが、「先生、京都に行くなら、京都駅に隣接するお店の○階の◇△のお店のモンブランは最高よ！　絶対食べなきゃ駄目！」と脅され、そして、誘惑には勝てず行ってみました。

ウエイトレスが、三段になっているトレーの各段に、異なったケーキが載っている甘毒のシンボルのような注文の品を運んでいるのを目にしました。

この店は、ちょっと危ない…！　私は、ケーキ類ではモンブランが一番好きで、もちろんモンブランを注文しました。上にマロンのクリームが載り、下にカステラがあるのを想像していましたが（いつもどちらかというと安いモンブランを食べていましたので…）、カステラはまったくなく、下にも違ったクリームが層をなしてタップリ入っていました。流石の甘い物好きの私の舌でも、甘過ぎると感じる程でした。この甘味を、最高に美味しいと感じる女性の味覚は、私にとっては信じられないものでした。今時の美味しい甘い物の甘さのレベルが相当上がってきているなと感じざるを得ません。

甘い物に目がない女性の患者さんがいました。特に芋類は大好物であり、箱買いをされるほどでした。あるとき、本場ドイツの歌劇を聞きたいと、ドイツに出かけました。10日程の滞在でしたが、日本にいるときのように、甘い物を食べる機会がなく、日本に帰ってきたら、以前ほど甘い物を食べたいとは思わなくなった…と言われました。

結局、甘い物が目に入るから、手に届くところにあるから食べたくなるのであり、習慣ということもあるのでしょう。（時が経ったら、元の木阿弥でしたが…）甘い物は、食べ続けるとより甘い味を求めるようになり、逆に、少しでも減らそうと心がけると、それ程甘くなくても美味しく感じてきます。甘い物を止めることは難しいですが、少しの心がけで減らすことはできます。普段から、ほんの一口でも、甘い物を減らそうと思っているだけで違ってきます。

30歳代のママさんバレーをしている女性が、ギックリ腰で来院されました。甘い物の反応がバッチリ出ています。問診票にも、甘い物好きと書かれていて、詳しく尋ねると、朝、必ず羊羹を食べる習慣があるそうです。家庭の伝統（？）で、実家では朝食に羊羹が出ていて、今でも羊羹がなくなりそうになると、お母様から送られてくるそうです。

「ギックリ腰の原因はその羊羹でしょう。羊羹をしばらく止めてください」と頼むと、しばらく考えて、「できません」ときっぱり答えました。しかし、甘い物の反応を改善させることを中心に治療したら、痛みが改善しているのですから、ママさんバレーを長く続けるには、やはり筋肉に悪影響を与える甘い物を減らさなくてはなりません。

羊羹を心持ち薄く切るようにアドバイスしました。毎朝、２㎜薄くするだけでも、年間、70㎝以上の羊羹を減らせるのですから。３㎜でしたら１メートルにもなります。

アイスクリームの好きな人は、安いものを毎日食べるのを止めて、高価な美味しいアイスクリームを2～3日に1回にする、大きいシュークリームを食べようと思っていても、中くらいのにしよう…、などと、止めるというより減らしていくという方向に持っていくと、それが習慣となって少しずつ減らしていくことができます。

そして、我慢してきた分だけ有難味が増し、減らしても満足感が出てきます。

前述したように、アイスクリームや水ようかんなどの冷えて甘い物は、舌が冷えて味覚が鈍感になるために、通常より糖分が多くなっています。アイスクリームを温めて飲んでみると分かりますが、冷たく甘い物は温めて飲むと非常に甘く、とても飲めた代物ではありません。冷たいジュースやソーダなども、何回かに1回は、水やお茶、無糖の飲み物を摂るようにしていけば、一夏で、相当量の糖分が控えられるでしょう。

私の鍼灸師の知人に、甘い物が大好きな女性がいますが、既に、彼女の身体は、糖の摂り過ぎの反応が出ています。甘い物を断つことはできないので、代わりに、2～3週間は甘い物を口に入れることは一切せずに、もう我慢できない…！　というときに、甘い物の「爆食い」をします。果たして、これは良いのか否か分かりませんが、「爆食い」といっても1回に食べられる量はたかが知れていますから、確実に甘い物の総量は相当減っています。

甘味の解禁日に、何を食べようか想像しているだけで、我慢できるのかもしれません（しかし、その甘味が予想を下回る味でしたら、普段温厚な性格が豹変して近づけるような雰囲気ではなくなります）。

お互いが実際の治療をし合う実技の講座があります。参加者が6名という小グループで行いましたが、その参加者のうち、5名が両親のどちらかが糖尿病であり、そのうちの1名が両親ともに糖尿病です。糖尿病の家族歴のない残り1名は、糖に対する反応が相当現れています。この方は、おそらく初代糖尿病者として、これからの家族歴に書き込まれることになるかと思います。日本全国民が糖尿病かその予備軍となるのは、そう遠くないのでは…と考えざるを得ません。

甘い物好きな人、あるいは家族は、毎日の食事も味付けが甘くなっています。砂糖を大さじ3杯入れたのを、小さじ6杯にする、コーヒーに砂糖を3杯入れたのを、すり切りにして3杯にする…というように工夫をしていくと、甘味の感覚も減らしていくことができます。

現在は、何といっても甘い物が溢れ、糖の絶対的な摂取量が非常に増えています。ですから、どうにかして少しでも減らすようにしなければなりません。前述のように、いつも減らすことを心がけていると、少しずつ甘い物に対して、それ程無理をしなくても自然にブレーキがかかってきます。そうすれば、一生の間に、1トントラック1台分位の砂糖を減らせるのでは??…と思います。患者さんに偉そうに甘い物の害を話している私も、甘い物を止めるというのは難しいですが、少しずつ減らしてきて、ケーキやジュース類などの「甘い物」を以前ほど多くは摂らなくなっています。

甘い物が大好きで、毎日、自販機のジュースを何杯も飲む中年の女性がいました。身体には、明らかに甘毒の影響が出ていて、このような生活を続けていると更年期も近いし、これから大変ですヨ…、色々と悪影響をお話ししました。それ程強く言ったつもりはないのですが、泣き出してしまいました。もう、治療には来ないのでは?と思っていましたら、また、来院されました。前回の治療以来、自販機の前に立つと、私の顔が浮かんでジュースを買うことができなくなってしまったそうです。来院するたびに、何度も何度も、摂ってはいけない物を言われると、少しずつブレーキがかかってくることが少なくありません。鍼灸治療では、病院などの医療機関よりベッドサイドで治療をしますので、暗示効果も高いのかもしれません。

女性の皆さん、鍼灸治療を受けてみたくなりませんか?

そして、甘味を減らすようにしたいと思いませんか?

おわりに

「甘い物」に対して、相当ページを割いてくどいほどに書いてきました。

「美味しい物、みんなで食べれば怖くない」とばかりに、テレビをはじめとするマスコミでは、スイーツ特集をこれでもか、これでもか…と訴えてきます。皆さんが意識している以上に、相当量の砂糖を摂取しています。それに気付かないからこそ、非常に危ないのです。甘い物の害はすぐには現れませんから、気付いたときには自らが砂糖漬けになっています。そして、自らの症状が甘い物が原因であることは、ほとんど理解していません。鍼灸の臨床現場にいると、甘い物の過剰摂取による影響が看過されない状況になってきていると痛感します。どうにかして甘毒を少しでも感じていただきたく、執拗に訴えてしまいました。また、執拗に訴えなければならない程に、甘い物は私たちを蝕んできています。

近所に大きなショッピングモールができました。原宿で有名なパンケーキのお店が入っていて、そこは、新規開店時には真夏にもかかわらず3時間待ちになるほど人気がありますが、表にあるメニューを見ると山のようにクリームが盛られています。それを美味しそうに食べている女性軍を見ると、私は生理痛と帝王切開か…と思わざるを得ません。許されるなら、その長蛇の列の前で、「将来は、帝王切開だよ!」と大声をあげる、あるいは、「貴女の生理痛は、これから食べる甘い物が原因にもなりますヨ！」と書いたプラカードを持って、行列の傍らを歩いてみたいものです。

大分の長野潔先生のお宅に伺うと、先生は私の甘い物好きを知っていて、必ず、甘い物を用意して歓待して下さいました。「村上君、今日は大分名物の『やせうま』を用意しておいたよ」(『やせうま』は、幅の広いうどんの『ひもかわ』のような感じで、蜜をかけて食べる、甘く美味しい大分名物です…、大好きでした)、あるいは、「今日は、君のために、○△の柚羊羹があるんじゃ」などと言われて、「先生、甘い物はいけないのでしょう…」と尋ねると、「久しぶりに村上君と会ったのですから、今日は無礼講です」と言われ、先生とテーブルを挟んで、鍼灸をはじめ、人生や哲学、社会のことなどをお聞きするのは、至福の一時でした。

こんなときには、少々の甘い物も許されるのではないでしょうか…。

(4) 小麦と冷え

西洋人は平均的に、日本人より少し体温が高いそうです。日本の冬の寒い最中、半袖で外出している欧米人観光客に「その服装では寒くないですか」とインタビューしているテレビ番組がありました。ところが逆にその観光客は「日本人がどうして厚着をしているのか理解できない」と答えていました。やはり欧米人のほうが少し体温は高く暑がりなのでしょう。

最近、「グルテンフリー」あるいは「リーキーガット症候群」など小麦に関する言葉を耳にするようになってきました。また、小麦がいかに身体に良くないか、小麦は万病の元、「脱小麦」等々、小麦を避ければ健康になると書かれた書籍も書店では多く見受けられます。慢性疲労、肥満、アレルギー、うつ病などの精神障害、学習障害、ADHD、消化器疾患、炎症、更年期障害をはじめとする婦人科疾患等々、影響は全身に及びます。小麦の悪影響については、書籍やSNSなどで広く発信されていますので、是非、お読みになって下さい。

しかし、鍼灸治療の立場からは、小麦粉には身体を冷やす作用があるといわれ、「女性に冷えは大敵」ということから小麦製品は特に女性には避けていただきたい食品です。

もともと少し体温の高い欧米人にとっては、パンやパスタなどの主食に使われる小麦粉が身体にはちょうどよいのでしょう。天はやはり体温の高い民族に、少し身体を冷やす食物を与えたのだと思います。

果物の多くは、暑い地方や国でできるものが多いです。果物も身体を冷やすので、やはり神様は暑いところに果物が育つようにされたのでしょう。しかし、欧米人より体温が低い日本人にとっては、同じ小麦粉でも身体をより冷やしてしまうため、悪影響が出やすいということになります。欧米から伝来した名前がカタカナで書かれている食べ物（クッキー、ケーキ、パスタ、パンなど）のパッケージに表示されている内容物を確認してみてください。最初の方に必ず、小麦・砂糖が表示されているはずです（内容物は、重量の多い品物から書かれています）。両方とも身体を冷やす代表的な食べ物です。

第五章の症例で不妊症の患者さんの症例がありますが、「小麦粉を使った食品と甘いもの、冷たいものはできるだけ避けてください」とお伝えすると、翌週また来院されたときに「この一週間、食べられるものがほとんどありませんでした。今まで食べていたものは、パン、パスタ、うどん、ラーメンなどの小麦粉製品ばかりだったので…」と嘆いていらっしゃったことを書きましたが、この患者さんのように、もう私達の食事は欧米化し、小麦のない生活は考えられなくなってしまいました。牛乳と同じくアメリカの占領政策によって一変させられてしまった日本の食事情の現実です。女性にとって小麦を避けたほうが良い理由は、前述したように女性の大敵「冷え」に関係があるからですが、同じく前述のように最近では小麦は食べるには注意しなければならない食物になっています。

有名プロテニスプレイヤーのジョコビッチ選手の著書にも書かれているように「グルテンア

レルギー」という言葉もよく使われるようになってきました。

それに、小麦にはあまりにも行き過ぎた遺伝子組み換えの問題があります。多くの公的な機関では問題はないとされていますが、その証明過程ではあいまいではっきりしない部分も非常に多く賛否両論が入り乱れています。

女性にとって「冷え」は大敵です。もちろん特に夏は、通常でも冷たい飲料を飲み、また、ギンギンに冷えたビールを大ジョッキで一気に飲み干す豪快な女性も見受けられますが、アルコールは胃をすぐに通過していきますので、下腹部の婦人科器を冷やしてしまいます。「冷蔵庫とクーラーが女性をダメにする」といわれます。冷えた飲み物は、できれば女性は避けていただきたいです。

それに、身体の内の分泌物や酵素は、体温で一番働くようにできていますから、食べ物の消化・吸収も充分な効果が発揮できなくなってきます。コンビニなどでは、最近、常温の飲料も販売されるようになってきました。「冷え」の気になる意識高い系（？）の女性が購入するのでしょうか。このような女性が増えれば、日本の医療費も軽減できるのではないでしょうか。

(5) 食品添加物と農薬

昔は、化学物質の保存料などはないために、旬に取れた野菜や魚を自然の力や身の回りで入手できる物で塩漬けにしたり発酵させたり、干したり…などとして長持ちさせました。

また、そのようにできない食品は、腐らないうちに食べるために常に旬の物を摂ることになり、この状態は、今となっては自然の環境に近い食品ほど価値があり安全で高価になり、大変贅沢な環境となってしまいました。大量消費の世の中となり、人々の欲望を満たすために、世界中から美味しい物や珍しい物が輸入され、季節に関係なくいつでも希望する物を食べるために、収穫を様々な方法でずらしたり色々な方法を考え出しています。

そして、それを可能にし維持させるためには、科学的に生成された合成保存料や食品添加物、防腐剤、ポストハーベスト、遺伝子組み換え等々、食肉や養殖魚などでは、人工的に飼育するために、抗生物質や成長ホルモンなどが大量に投入されたり使用されたりしています。あるいは、人工的な環境の中で栄養素や温度、光などを徹底的に管理し、食物がまるで工業製品のように作られたり、放射能を浴びせたりしています。輸送コストを下げるために濃縮還元というような手段も発明され、昔の自然の食べ物はもはや入手困難となっています。

以前、レイチェル・カーソンの『沈黙の春』が出版され、そこで化学物質である農薬の危険性が指摘されました。後に、化学物質が環境ホルモンとして内分泌かく乱物質の作用をし、性ホルモンに影響を及ぼすことが知られるようになりました。

ですから、性に関しての様々な症状が確認されています。男性では、精子の減少や運動能の低下など、女性は、不妊や女性器の異常などが知られています。

ヨーロッパの国々では、アメリカ産の牛肉の輸入を許可していません。アメリカ産の牛肉には成長ホルモンが使用され、その危険性が危惧されるからです。通常、2年余で成牛になりそれを食肉にするのですが、成長ホルモンを与えると数カ月早く出荷できるようになり、大幅に飼育期間を短縮できます。そのために、費用も大幅に削減できるということです。しかし、この成長ホルモンは、前述しましたが人間の性ホルモンにも影響が出ているといわれています。

現在、牛肉が非常に人気があり、肉に関してのお店が大変もてはやされています。

六組に一組の夫婦が不妊で悩んでるともいわれていますが、果たしてこれらの食肉事情が関係ないといえるでしょうか。そして飼料となるトウモロコシも、遺伝子組み換えの問題があるともいわれています。オージービーフは成長ホルモンを使用していないと聞いて、私は牛肉を食べるときにはオージービーフをアピールしているファミレスやお店で食事をしていました。

ヨーロッパで輸入されている牛肉は、アメリカ産ではなくオーストラリア産（オージービーフ）であり、当然、成長ホルモンを使用していないと信じ切っていました。しかし、日本に輸出されているオージービーフの中には、成長ホルモンが入っているものがあるとの噂もあります。

多くの外食産業は、アメリカ産牛肉を提供しています。私のようにもうすぐ後期高齢者の人間は、今更アメリカ産牛肉を食べてもそれ程大きな影響はないでしょうが、現在の若者達には、できるかぎり注意してもらいたいものです。ホルモンは、非常に微量でそれぞれの働きをします。これからも質の悪い牛肉を大量に食べ続ければ、少子化は止まらないのでは…、と心配してしまいます。

国産和牛は、成長ホルモンはほとんど関係がありません。少し余裕のある高齢者は、国産和牛が残っていくためにも、少々高価でも国産和牛を提供することを標榜するレストランに行っていただきたいと思います（成長ホルモンと書きましたが、正確には肥育ホルモンと呼ばれ成長を促進させるホルモンです）。

周囲は、化学物質に溢れています。そしてそれらの影響は、まだ未知の範囲が広く、これからどのような形で私たちの身体に現れてくるかまったくわかりません。例えば、以前はまったく見られなかった花粉症も、今では国民病と呼ばれるほどになっています。

杉花粉の中を歩いても、昔は何の症状もありませんでした。科学の発達が、自然界には存在しなかったような物質を作り出してそれらが複合的に影響しあい、私たちに様々な症状を発生させてきているのでしょう。

我々の生活を便利で豊かにしてきたプラスチックも、今ではマイクロプラスチックとして我々の身体に入り込み、これから時限爆弾のように恐ろしい結果を招くようになるのかもしれません。

特に女性は、妊娠・出産の可能性があり、自らの身体だけではなく、子供やその次世代に直接繋がりますので、なるべく自然に近い食事を選び、農薬や添加物などの化学物質の少ない身体に負担をかけない食事を心がけるべきではないでしょうか。

まだまだ食品に関してはお伝えしたいことが山ほど有りますが、「**命は食にあり**」であり、今の食事が身体を作っているのですから、特に女性の皆さんも食事に関して関心をお持ちいただき、後になって悔やむことのないように、是非、「食事の陰徳」を積んでいただきたいと切望しています。

第四章　若い人へ

鍼灸治療院には、様々な患者さんが来院しますが、何度もお話ししてきているように、西洋医学とは異なった身体の見方をするために、原因となるバックグラウンドと現在現れている結果、つまり、病状とがまったく予想もしなかった関係にあることが少なからずあります。

治療中に、これらの原因と結果のことをお話しすると、若いうちからその知識があれば、そんなことしなかったのに…、こんな症状で苦しまなかったのに…、あるいは、もっと早く手を打てたのに…、などと後悔されます。そのようなことがないように、若い皆さんに知っておいていただきたいことがあります。その一部をご紹介したいと思います。

タバコの害は、繰り返し言われてきて、誰もが知っています。そして、そのリスクを承知の上で、タバコを吸うか吸わないかは、個々人の選択となります。喫煙する人でも、長寿を全うする人もおられるし、タバコを吸うのが止められない、タバコと健康を天秤にかけてタバコを取る方もおられるし、自分はタバコのリスクは少ないと考える方もおられるかもしれません。

病気や愁訴の鍼灸治療でのバックグラウンドとなる事柄のリスクをまったく知らないのでは、

選択の余地もありません。

以下に述べることが、必ずしも悪いというわけではありませんし、それらがご自身に何らかの症状を発症させるとは限りませんが、若いうちに、それらにリスクがあるということを知っておいていただき、それらのリスクを念頭において選択していただければと願っています。

そして、ご自信が困っている症状に以下の事柄に思い当たる節があれば、是非一度鍼灸院の門を叩いて下さい。

(1) 現代文明の速さと人間の身体

繰り返しますが、人間の身体は非常に長い年月をかけて今の身体になってきました。

そしてその結果、人間の身体は非常に保守的で、異物が侵入してくるのを非常に嫌う傾向があり、人間本来の身体になかったものは、身体に負担をかけることが少なからずあります。

現代は、人工的に非常に多様な化学物質が作られ、それらが身体に食物として、あるいは、皮膚を介して、空気に混じって鼻・口からなど、様々な姿で侵入してきます。それだけではなく、文明の発達により生活が大変便利になったことから、私たちの周囲には電磁波が溢れるようになり、医学の進歩からも、ＣＴのような強い放射線にさらされるようになりました。病気から逃れるために、乳幼児から様々なワクチンを打ち手術には麻酔を打たれ、必要な医療行為、あるいは医薬品ではありますが、医療の一環として種々の物質が身体の中に侵入してきます。

科学の進歩によって、様々なゲーム機器やパソコン、添加物、化粧品、器具、それに環境も激変しています。目先の快楽や便利さ、美しさ、美味しさなどにつられて、身体の本来持っている能力の限界を超え、パソコン、スマホなどで目は酷使され、胃袋は、溢れんばかりの富栄養物質が充満し、身体の内外が化学物質で覆われています。特に女性は、ヘアダイ・マスカラ・口紅・ファウンデーション・各種クリーム…、これでもかというばかりにお化粧をし、香水を振り、マニキュアを塗り、化学繊維を身に着け…、近代になって合成された化学成分で身体を覆いつくしています。

昔から比べると、非常に長生きをするようになってきました。70歳は、「古稀」と呼ばれ、「人生七十古来稀なり」として、非常に珍しいとされましたが、今では、70歳代で亡くなると、「死ぬにはまだ若かった…」と言われるようになりました。90歳代の方は、現代の若者のように、若い頃には前記の品物はなく生活環境は非常に厳しいものでしたが、かえってそれが良かった…ともいわれています。

この方々は、若い頃交通機関も発達していなかったので、近隣の移動は歩かざるを得なく、機械類の発達もないために仕事も身体を動かさざるを得なく、粗食ではあるが添加物がほとんどなく、旬の物しか食べられない…等々、それに、土台を造るべきときに自然に従って生きていかざるを得ない環境でした。

そしてその頑強な土台の上に年齢を重ねられた現代のお年寄り達は、健康年齢も延び、元気で人生を享受されている方も多くなってきましたが、一方で、現在の日本は、世界でも有数の長寿国となった反面、認知症や寝たきりの高齢者も増え、医療費の負担が大きくなっており、私たちも長寿の恩恵に浴することはできるかもしれませんが、元気で長生き、即ち、健康寿命も延びていくのでしょうか。

若い頃に、飽食、添加物の大量摂取、運動不足…等々、の生活をしてきた人々は、「健康人生七十現代稀なり」とならなければよいのですが…。若い皆さんも、今のことだけではなく、これからこの文明社会が果たして心身に対してどのような作用をしているのか、考えてみることが必要かと思います。

人間の身体は、何千年も前と、ほとんど変わっていません。このように生活が一変するような社会は、たかが数十年のことでしょう。しかし、何度もお話ししてきたように、身体は保守的なものです。機械文明から生み出された機械だけではなく、それが作り出す様々な物質や環境に、精神や肉体そのものが文明の進歩に追いついていけません。現在は計測できない、あるいは、それらがどのような危険な作用を及ぼすかも知れない物質も、既に大量に体内に取り入れてしまっているかもしれません。

人類の進化において今までに様々な危機がありましたが、それに適応してきた人間が残ってきました。ですから、この急速に変化する現代文明にも、人間は、どうにかして適応し、これからも生き残っていかれるかもしれませんし、今回だけは追いついていけずに、滅亡に向かうのかもしれません。

先のことはまったく不透明ですが、若いうちからできる限りリスクを少なくし、少しでも健康である状態を保てば、人生の苦労も少なくなり、少しでも良い環境を次の世代に受け継ぐことができれば、滅亡は、より先に延ばされるかもしれません。

(2) 傷は生きている

① 傷をチェックしてみよう

手術やケガなどで身体に傷を付けると、その手術や外傷による直接的な身体へのダメージだけではなく、残された傷痕がさらに身体に影響を及ぼし、二次的症状を発症することが少なくありません。

骨折や手術、打撲、外傷をした後、その骨折部や手術、打撲、外傷の痕や部位、あるいはその周囲を押圧したり擦過したりしたときに、痛みや違和感、感覚がない…など、他の皮膚に同様の刺激をしたときとは異なる感覚があるときには、骨折や手術痕、外傷、打撲などはまだ治っておらず、それらが身体に何らかの影響を及ぼしているか、または、これから影響を及ぼす危険性があります。

そして、この影響は、皆さんが考えている以上に全身に大きなダメージを与えていることが少なくありません。骨折や手術などの直後は、傷や打撲部位に痛みがあるのは当然ですが、半年、1年…と、長く経過した後でも、通常でない感覚があるときには、傷がいつか身体を攻撃しようとそのチャンスを狙っていると考えたほうがよいでしょう。

それは、影響はすぐに現れるとは限らず、骨折や手術などからの経過期間は関係ありません。何年も経って、免疫力の落ちたときに症状として現れることもあります。数十年経っても、傷に痛みや違和感のあるときは、その傷は「生きている」といえるでしょう。あるいは、身体が

文明の発達は正しいのか

様々な機械や器具、電気製品が出てきたのは、それ程昔のことではありません。

私の若い頃には、「三種の神器」といって「テレビ・洗濯機・冷蔵庫」が憧れの的でした。その後、「３Ｃ」といって「Car、Cooler、Color TV」がそれに続きます（さらには、「３Ｄ」といって「Dish-washer（皿洗い機）、Disposer（生ゴミ粉砕器）、Dryer（乾燥機）」と欲望がこれでもかと出てきました）。

今では、当然であり、若者の一人暮らしでさえも、これらの多くが揃っています。

それ以後、急速に機械文明が進歩しました。

そして、機械文明や科学文明が広がるにつれて、これらがどのように身体に影響があるか自らの身体を実験材料にして研究している状況です。

産業革命から科学文明は発達し続け、近年ではさらに急速に進化していますが、ここにきてフロンのオゾン層の破壊やCO_2による地球温暖化、マイクロプラスチックによる環境汚染など取り返しのつかない状況となり、文明の発達が人間に対して牙を向き始めています。

科学の進歩は、必ずといっていいほど、負の側面もともなってきます。

目先の利益だけを求めるだけでなく長い先のことをジックリ考えることが必要です。

少し文明の発達を抑えなければならないときがきているのかも知れません。

その傷を治す力がないとも考えられます。

傷や手術痕がある方は、その傷や周囲に触れてみてください。前述したように、そこに、他の皮膚の感じと異なるときには、その傷がいずれの日にか何か症状を起こす可能性があります。

皮膚表面に傷として残るような場合はすぐに分かりますが、強い打撲などのときには、しばらくすると内出血も消えたり、あるいは、骨折など固定して整復した場合には、後でその部位が分からなくなってしまうことがあります。そのような場合には、その場所を覚えておき、ときどき々その部位を押圧し、何年経っても圧痛が取れないときには、傷害を受けた部位がまだ治りきらずにいて、これから何らかの症状を出す可能性がある、あるいは、現在症状として現れている愁訴と関係があるということを知っておくとよいと思います。

また、治りきっていない傷の影響は、「キー子スタイル」を学ばれている鍼灸師には現在の症状と傷との関係がある程度推測できることが多いですが、読者には関係があるか否かを推測することが難しいかもしれません。ただ、痛みのある傷を押圧して症状が改善するかどうかを確認することで判断できるかと思います。傷痕が細い一本の糸や紐状で傷の色が白く抜けている、あるいは、引きつれていない、押圧しても圧痛や違和感がないなどの場合は、その傷は他に影響を与える可能性は少ないと思われます。

随分昔の患者さんですが、太平洋戦争に3回参戦して最前線で戦い、1回目は右鎖骨下の貫通銃創、2回目は左太ももの貫通銃創（＝銃の弾が身体を貫通してできた傷）、3回目は左中指と薬指の間に弾が当たり、中指と薬指がブラブラになってしまったので、軍医が不便だろうと、その2本の指を第2関節の所で手術をして切り落としてしまったそうです。

主訴は、左側の頭痛です。右鎖骨下と左太ももの銃創の傷痕は丁寧に押圧しても何も感ぜず、傷痕もきれいで他の皮膚の感触と変わりなかったのですが、左手の2本の指の手術痕は、少しブヨブヨしていて爪で押圧すると痛みがあります。

そして、その傷痕の痛みを改善させたら、頭痛が消失しました。戦後50年以上経った傷が、頭痛を引き起こしていたのです。その手術をした傷痕の位置が、ちょうど側頭部に関係のある経絡が走行している場所でした。

鍼灸治療は、非常に興味ある結果をもたらすことがあります。戦争中の傷はともかく、昔の鎖骨骨折が顎関節症の原因であったり、第一章でも触れましたが、虫垂炎の手術が腰痛や様々な症状の原因であったり、頭の傷が背部痛の原因であったり…と思いもかけない症状を発症させることが少なくありません。

骨折や手術、強い打撲などがあり、それから何年もしてから症状が出てきて、医療機関でも原因が不明というときには、傷を疑ってみてはいかがでしょう。

ちょっと信じられないかもしれませんが、本書を読み思い当たる節がありましたら、鍼灸治療を受けていただきたいと思います。手術をしたり身体に傷を付けたり強打したりすると、後々に様々な症状が現れてくることが、臨床上少なくありません。小さな傷や何年も前の傷などは、今の症状にまったく関係ないと思われるかもしれませんが、その傷がすべての大本ということもあります。

なるべく身体に傷を付けないように気をつけていただきたいと思います。

それに、手術は麻酔をかけますので、肝臓に負担がかかることもあります。命に関わる手術は仕方ないですが、その手術は成功しても手術痕そのものが身体に影響することもあります。

しかし、ピアスやタトゥー（これらも傷の一種です）などのように、自ら望んで傷を付けることがありますが、多くは、スポーツ外傷や交通事故、手術など、自らの意に反して傷を付けてしまいます。特に男子は喧嘩で殴られたり蹴られたりすることがありますが、それが元で症状が発症してくるケースが少なからず見られます。

若い頃に受傷すると、後々に色々と身体に負担をかけるリスクが高くなってきます。若さは、ときとして無謀なことをしますが、後悔しないように打撲やケガには注意していただきたいと

親孝行の本当の意味

儒教の経典の一つに『孝経《こうきょう》』があります。

その中の有名な言葉に『身体髪膚《しんたいはっぷ》之（＝身体全体、髪の毛や皮膚のこと）を父母に受く、あえて毀傷《きしょう》（＝損ない傷をつけること）せざるは考の始め也』があります（内容：人の身体は、父母から授かったものであるから、むやみに身体に傷をつけないことが親孝行の始めである）。

「親孝行」などという言葉は、死語に近くなっているのではと思いますが、いずれにしても親孝行という言葉を借りて、古代中国では身体に傷を付けるとよくないことがある…と警報を発しているのかも知れません。

昔の中国の賢人は、現代にも通ずる本当に素晴らしいことをおっしゃる!!

魚の目とタコ

傷ではないのですが、魚の目やタコが、身体に思いがけない影響を及ぼすことがあります。

魚の目やタコを押圧して、痛みのある場合には、腰痛や膝痛、ときには婦人科疾患にまで、関係があることがあります。そして、その影響は、思いもかけないところにまで及び、また効果のあるときには、驚くほどのことがあります。

私達の治療では、傷跡や魚の目・タコがどれ程影響があるか調べるのに、最初にチェックすることがほとんどです。それ程までにこれらは身体にとって重要です。

思います。そして傷ができたときには、しばらくの間、折に触れその傷に痛みや違和感などの異常がなくなるまでチェックしてみましょう。

②ピアスについて

皆さんの中には、「耳ツボ・ダイエット」という言葉をお聞きになったことがある人もおられるかと思います。耳には小さな範囲にたくさんの経穴が集まり、耳の内部はちょうど胎児が子宮に入っているような形になっており、その胎児の臓器に当たるところにその臓器に効果がある経穴が割り当てられているようになっています。そして、「耳ツボ・ダイエット」は、主にその耳の中にある食欲を抑えるツボを刺激してダイエットをするというような治療法です。

私も治療に耳鍼を使用しますが、1～2本の鍼で、様々な部位の愁訴を改善することができることがあります。ですから、そのような効果のある場所に、長い間異物を通しておくことは、異常な刺激が常に与えられているような結果になるかもしれません。

ピアスは、耳たぶのところにするのが一般的かと思いますが、そこは、「眼点」と名前の付いた部位の近くであり、目に関係のあるところです。私の患者さんでも一人だけですが、ピアスの穴を開けた後に視力が落ちた方がおられました。今までの多くの女性の患者さんの中で、耳たぶのピアスにより目に関係のあった方はたった一人なので、耳たぶにするピアスはあまり支障がないのかもしれません。あるいは、ピアスをしたことと目とは関係があるとは思わず、意識に上ってこないだけで、潜在的にはもっとあるのかもしれません。

しかし、敏感な身体の女性は、何となくピアスは良くないと感じておられるのか、イヤリングをしたいが、ネジで留めるようなタイプやバネのように耳たぶを挟むようなタイプは、最近は種類があまり多くなく、あってもピアスのようなファッショナブルなものは少ないと困っておられます。

私の講座に参加された長身の女性が、細長いチェーンのピアスをされていました。私がどこかにそのチェーンが引っかかる危険はないのか聞いたところ、何度か引っかけて耳たぶが切れたことがある…と答えられました。確かに、長身の女性に長いチェーンのピアスは素敵なのですが、切れることを承知でピアスをし、美しい方を健康より優先する…、女性の「美」への執念は私のような昭和の高齢者には理解できませんが…？

何度も書いてきましたが、傷が様々な症状や愁訴の原因となることが多々あります。耳たぶに切り傷が残るのは、後々、身体に負担をかけるようにならなければよいが…と心配してしまいます。健康的な美しさは、人工的な美しさより、深い美しさがあると思うのですが…。

耳たぶに一つだけのピアスでしたらリスクは少ないかもしれませんが、耳の周囲に、いくつものピアスをしている若者をみかけます。耳の周囲は、免疫に関係する経穴が並んでいます。若いというだけで、免疫力を多く持っているのですが、折角の免疫力を低下させるのでは…といつも心を痛めております。

また耳の軟骨部は、化膿すると耳を切断しなければならないこともあるそうです。そうなると、「美」を求めた結果としては、あまりにもダメージが大きすぎるのではないでしょうか。ピアスは耳だけではありません。おヘソにピアスをしている若者も目にします。

私の講座でモデルになった女性が、ヘソピアスをしていました。この方も、美しくスタイルの良い方で、美しいお顔や素敵なスタイルに自然に目がいくのに、何でわざわざ他の人の目をおヘソに向けるようなことをするのか、なかなか理解できません。

おヘソの周囲というのは、私の学んだ治療法では、副腎に関係があります。おヘソの脇は、経絡では「腎」が通っており、「腎」は、ホルモンに大変関係があり、またエネルギーの源とも考えられています。そのようなところをピアスで刺激し続けるのです（経絡＝同じような関係のある経穴（ツボ）を結んだライン）。

この方の首のノド仏の脇が、少し膨らんでいるように見えましたので、押さえてみると、圧痛があります。ここの部位の圧痛は、甲状腺の反応に関係があります。ヘソピアスを外していただき、ピアスの穴の部分を押圧するとここにも圧痛があり、そこを押すと甲状腺の圧痛が消失しました。甲状腺もホルモンですから、ヘソピアスが甲状腺を刺激したのかと推測できます。

甲状腺は、不妊にも関係があります。

私は鍼灸学校で教えています。ある学校で一クラス24名のうち女性が10名おり、そのうち3名がヘソピアスをしていました。3割の女性がヘソピアスとは驚きました。そして2名が酷い生理痛、1名が婦人科疾患がありました。いままでの経験で、ヘソピアスは、婦人科に悪影響を与えることがあると考えています。女性は、ヘソピアスは絶対にすべきではないと考えます。

また、私の学んだ治療法では、おヘソはアレルギーに関係があります。花粉症やアトピーなど、アレルギー疾患を持っている方には、ヘソピアスは、くれぐれもしないようにお願いします。また、中には、金属アレルギーの方もおられますので、なおさら気をつけたほうがよいでしょう。眉毛の位置も、前述しましたようにホルモンに関係があります。特に女性は、大丈夫か…と心配してしまいます。

いくつもピアスの穴を開けた後、そのいくつかの穴を使用しなくなった場合、その穴の痕を押圧して（耳の場合は耳の裏表から押圧します）、痛みが残っているような場合には、そのピアスの穴が後々身体に悪影響を及ぼすこともあります。いくつものピアスをする場合には、くれぐれもご注意下さい、というよりやめていただきたいものです。

③スノーボードについて

私の若い頃のウインタースポーツといえばスキーが大人気でしたが、現代の若者では「スノーボード」かと思います。ファッション性もあり若者が好む条件を満たしているスポーツになったのでしょう。「ブルータスよ、お前もか！」…と言いたくなる程、当院の受診者や、講座の実技モデルになった若者の多くはスノーボードの経験者です。様々な症状や愁訴で来院されますが、その中には、明らかにスノーボードによる打撲や骨折が原因という場合も少なからずあり、スノーボードが若者が思っている以上に、非常に危険なスポーツであることを認識してほしいと思います。

若い方から現在40歳ほどの方に治療をしていると、非常に多くの方がスノーボードの経験があり、そのスノーボードが原因で、運動疾患だけではなく、内臓やホルモン、婦人科疾患、精神疾患など様々な症状や愁訴を発症させているのでは…と思われることが少なくありません。

運動神経があまり良くないと思っている女性の方には、できればスノーボードだけはやらないほうが無難だとお伝えしています。運動神経が良くても、スノーボードをしているときに、突然、何が起こるか分かりませんから、将来の妊娠・出産のためには、なるべく避けたほうがよいと思います。スピードも相当出るようですし、思いも寄らない事故に繋がる危険があります。経験していないので私自身には実際の動きが分かりませんが、経験者に聞きある程度の推測から、スキーと違ってスノーボードは、背部から倒れる傾向にあるようです。前に倒れれば、手をつくことができ、強い打撲から逃れることができますが、背部から倒れるスノーボードでは、とっさに倒れることを防御できず、直接、背部を打撲しかねません。

背部の打撲では、下部からお話ししていくと、まず、尾骨の打撲があります。以前、私は、神奈川県立精神医療センターに非常勤鍼灸師として勤務し、鍼灸治療の立場から精神疾患、特にうつ病の研究をしていることはお話ししてきました。患者さんの症状や所見のいくつかをスコア化して、ある基準値以上は、鍼灸治療受診の対象となりますが、そのスコアの中に、「尾骨の強打」という項目が入っています。

脊柱は、ショックを吸収するように前後に湾曲しています。尾骨の強打が、その湾曲によってショックを和らげるように働きます。

松本岐子氏は、尾骨を強打し頭に星を見た（例えとしてですが、そんな感じがすることが想像できるかと思います）人は、尾骨を強打したショックが脊柱の湾曲によって和らげられずに頭部に伝わり、脳に何らかのダメージを与え精神的な影響が出てくることがある…といわれます。犬猫などの動物は、感情を尻尾で表します。ですから、尾骨は感情に関係があるといえます。

ＳＮＳのニュースで、女優でモデルの方が階段から落ち、仙骨を骨折し傷を縫うケガをされたと報じていました。数か月後、彼女がウツ的症状を発症したとのニュースが流れました。仙骨を折った時点で、この結果を心配していました。今まで、尾骨や仙骨を強打・骨折をされた患者さんや講座などでのモデルに触れてきた経験から、この女優さんの仙骨の骨折とウツ症とは、おそらく関係があると考えています（「尾骨の強打」の話も参照）。

また脊柱には、それぞれの部位によって、異なる臓器に神経を出しています。脊柱の打撲部位によっては、それに関連した臓器に影響を及ぼすこともあります。胸椎の5番目の高さには、「神堂」・「神道」と呼ばれる経穴があります。「神」という字のある経穴は、精神にも関係があります。

講座のモデルになった方で、主訴の他に随伴症状としてパニック障害がありました。この方もスノーボードの経験があり、背部の強打は数知れずといわれ、胸椎の第5番目付近には、著明な圧痛が見られました。スノーボードが、パニック障害の原因とは断言できませんが、その時期から判断すると可能性はあります。

もう一つスノーボードで危険なのは、後ろに倒れるときに、首がムチウチのような状態になり、頸椎や脳に影響を及ぼす可能性があるということです。以前テレビで、脳が頭蓋骨の中で動き、死にも繋がる…という番組がありました。また、直接後頭部を強打する可能性もあります。後頭部の強打は、眼疾患に関係することがあります。

スノーボードの経験豊かな人は、頸椎に触れると圧痛がある方がほとんどです。このために、頭痛がしたり、目や腕などに症状が出たり、様々な愁訴や病気の原因となることがあります。

中には、頸椎の痛みを改善したら、甲状腺の反応が消失した女性がいました。おそらく、頸椎の痛みや緊張が頸全体に何らかの影響を及ぼし、その一部が甲状腺に異常を発症させる原因になったのかと推測されます（第六章参照）。甲状腺は、不妊や流産の原因となることがあると述べたように、スノーボードは、婦人科疾患にも関わってくる可能性もあるのです。それに仙骨や骨盤の強打は、骨盤に覆われている臓器、つまり、子宮や卵巣に影響を及ぼすことがあります。

女性になるべくスノーボードをしてほしくない理由がお分かりになるかと思います。スノーボードは、オリンピック種目にもなり格好良いスポーツであり、若い人には、魅力的かと思いますが、そのリスクも覚えておいて、滑る前には、準備運動を入念にして、筋肉をしなやかにしておいて、少しでもリスクを減らしておくことが重要かと思います。

どうしてもスノーボードをしたい人は、できればスクールのような初歩からきちんと教えてくれるコースから学ぶとよいかと思います。せっかくの楽しいスポーツで、身体を壊し、後悔するようなことだけはしてほしくないです。しかし、不運にも、スノーボードで倒れ、身体を強打してから何となく身体がおかしいが病院に行って検査をしても異常が見当たらない…というときには、信頼の置ける鍼灸院に行くことをお勧めします。

また、スノーボードに似たスポーツで、これも近年オリンピック種目にもなったスケートボードがあります。これも大変若者に人気があり、街中のちょっとした空地でスケートボードを滑らせている若者が見られます。季節に関係なくいつでも気軽にできることから、愛好者も大変多いのではと思いますが、硬いコンクリート上で、あるいは、ポールの上や階段などで滑るので、スノーボード以上に危険が伴うと考えられます。スケートボードの打撲や傷は、スノーボードとは比較にならないと思います。必ずヘルメットや関節を守るプロテクターを着けて行ってほしいと思います。

他に、若者の人気スポーツに、サーフィンがあります。スノーボードやスケートボードと違っ

尾骨の強打（i）

西鉄バスジャック事件がありました。中学時代に酷いイジメにあった高校生がバスを乗っ取り、一人の女性を殺害した事件です。階段から飛び降りるよう脅されるようなイジメもあったそうで、一説には、このとき少年は仙骨を強打したといいます（仙骨はその下に尾骨が付着している骨です。尾骨と仙骨はこの場合一体と考えてよいと思います）。クラスメイトは、そのとき以来彼が変わった…と証言していました。おそらく長期のイジメがこの一件で我慢の限度を超え、後々に犯行に及んだと周囲は想像したのではと思いますが、私としては、尾骨部の強打が頭にショックを与えたことで精神に狂いが生じた、あるいは感情の抑制が利かなくなったのでは…と考えています（できることなら彼の仙骨や尾骨を調べてみたいと思います）。

尾骨の強打（ii）

私の講座参加者の患者さんが、アメリカの軍隊のことを話してくれたそうです。アメリカでは、軍人を訓練場や戦場に移送するときに、人間を移送する専門の軍用機を使用するのではなく、物資の輸送機に硬い椅子を固定して移送するのだそうです。着陸のときには、ベテランの軍人は椅子に軟らかいクッションがあるわけではないので、少し椅子から腰を浮かすようにして着陸のショックを和らげているのだそうですが、しかし、新兵はそのことを知らずまともに尾骨にショックを受けてしまう人もいて、その尾骨を強打した新兵の中には、その後精神的に異常を起こし非常に攻撃的になる者がいるそうです。これも、尾骨の強打が、頭に作用し、精神に異常をきたしたのでは…と推測されます。

て、サーフィンは、倒れても海の中に落ちるのですから、大して身体を打つわけではなく、身体への影響が少ないスポーツと思っていました。ところが、講座の中で、首から上の愁訴のある女性が患者役になりました。鼻に傷があり、その鼻の傷を押圧するとその愁訴が改善します。

傷の原因は、海に落ちたときにサーフボードが舞い上がり、それで鼻を強打したのだそうです（鼻や眉毛付近を強打したり骨折すると、皆さんが思っている以上の症状に見舞われることがあります）。その傷が原因で、愁訴が発症したのでしょう。ケガを恐れていては何もできませんが、それぞれのスポーツのリスクを知ることも大切かと思いますし、万が一のことを考えて、自らの能力以上のことをしたり体調不良のときにはやめる勇気も必要と思います。

④ 入れ墨（タトゥー）について

入れ墨が流行っています。オリンピックの出場者やサッカー選手、芸能人など、非常に多くの有名人が装飾品の一つとでも考えているのでしょうか…、テレビやマスコミでもよく目にするようになってきました。以前、日本の鍼灸を学びにきたアメリカ人のグループに付き添いましたが、その多くが入れ墨をしていました。若い素敵な女性も、鍼灸治療を受けるために下着になると、背中に曼荼羅のようなカラーの大きな入れ墨がしてあったので驚きました。

若者は、入れ墨というより、「タトゥー」というファッションの一つと思っているのではないかと思われます。自分の憧れのスターやスポーツ選手が入れ墨をしていれば、自分もしてみたいと思うのは、当然のことでしょう。

当院でタトゥーを入れている患者さんはほとんど診たことがありませんが、私の主催している講座や鍼灸学校の授業では、鍼灸実技のモデルになった若い女性の入れ墨を見ることがあります。いずれも、アザミなどの小さな花がウエストや太ももに彫られていて、決して不快なものではありませんでした。しかし、年をとったら、皺クチャの肌に残ったタトゥーは、どんな花に変わっているのでしょう？　まさか、タトゥーの花まで枯れることはないとは思うのですが…、そこまで考えた上で、タトゥーをしたほうがよいと思います。タトゥーが映える白いピチピチ肌があるのは、ほんの短い間ですヨ！　また、実技の講座にスタイルの良い素敵な女性が参加されていましたが、片方の足首から足先にかけてカラーのタトゥーをしていました。やはり、本人も「若気の至りです…」と後悔しているようでしたが、「素」そのままで充分美しいのに、「何故…？」と思わずにいられませんでした。

難病やいざというときには緊急の処置をしたり救急車を呼んでほしい、あるいは、意識のなくなっているときに、医師に知らせなければならない事情がある場合などに、その旨、手首などにタトゥーをしておくことが勧められているそうです。手首は、脈を診たり、医師が必ずといってよいほど診るところであり、紙に書いておいたものでは、紛失したり見落とされたりする危惧がありますが、タトゥーをしていれば、その心配もなく薄くなったりすることもありません。このような場合にはタトゥーも許されるでしょう。また、ガンをはじめとする各種の手術、外傷などで大きな傷痕が残ってしまった場合に、その傷痕が分からなくなるように、傷痕も含めた美しいカラフルなタトゥーをすることもあるそうです。特に、美しさが価値観に影響する女性の場合には許されるのではと思いますが、手術で麻酔を使用し、肝臓にも負担がかかっているときには、さらにタトゥーで肝臓に負担をかけることになるかもしれません。

手術の傷痕によって、他人から何か言われることを悲しんだり恐れている人も多いかと思いますが、国を挙げて弱者や他の人と違う容貌や状態に対するイジメから守る教育をすれば、少しはタトゥーを思い留まる人も出て肝臓に負担をかけることもなく医療費が少しは抑えられるのでは？と妄想するのですが…。またインクに含まれている成分が原因でＭＲＩ診断によって火傷や画像診断の乱れが出ることもあるそうです。私は、入れ墨が社会的にみて良いとか悪いとかいう気持ちはありませんが、鍼灸治療の面から見ると、絶対に避けてほしいと思っています。

私の講座では、肝臓に対しての鍼灸治療のときに、必ずといってよい程タトゥーのことを話します。前述したように、人間の身体は、本来持っていない物質が入ってくることを非常に嫌がる傾向があります。入れ墨の「墨」が、身体にとって「異物」となることがあるからです。

昔、アイヌのように伝統として入れ墨をしていた民族がいます。現代のようなファッションとしてではなく、おそらく、呪術的、宗教的なことからの入れ墨かと思われますが、彼らの時代には、入れ墨は周囲にある自然界の草根木皮から採取した染料を使用したものでしたから、身体への負担は今の化学的なインクよりもずっと少なかったと思われます。

「墨」を異物と認識した身体は、肝臓で解毒をすることになります。個々人に、それぞれの感性があり、お猪口一杯で倒れる人もいれば、一升酒を飲んでもケロリとしている人もいるように「墨」に関しての感性も異なります。ですから、入れ墨をした人の中にも、肝臓の感性の違いから肝臓に負担をかける体質の人もいます。そのために、入れ墨のある患者さんには、私の行っている治療法では必ず肝臓のチェックをしなさいと教えます。また、それを教えなければならないほど、入れ墨（タトゥー）をする若者が増えたということでしょう。

私の講座の参加者で、タトゥーをした後に酔いが早くなったという方がおられました。研究をしたわけではないので断言はできませんが、タトゥーと肝臓が関係があるのでは？ということを心に留めておいたほうがよいと思います。また、皮膚の下に異物が入るのですから、血行が阻害され、患部が冷えてくる、あるいは患部だけではなく、それに繋がる範囲の冷えが発症してくることもあります。

現在は、タトゥーに使用する針はディスポ（使い捨て）を使用しているようですから、それからの感染は心配ないのですが、「墨」は一人一人捨てるのではなく、他の人にも使用することもあるので、肝炎やエイズなどの感染症の恐れがあると注意を促す方もいます。

また、良質な墨で彫られればよいのですが、粗悪なものでは、感染症だけではなくまさに毒を彫り込むことになるかもしれません。広い範囲で入れ墨をすると皮膚の締まりが悪くなるのでしょうか、出血傾向がみられることもあるようです。その後も、鍼灸の実技の講座で、ときどきタトゥーを目にすることがありますが、タトゥーを指摘すると、多くの人は若気の至りです…とちょっと後悔して恥ずかしがるように答えます。就職や結婚、あるいは、お子さんが学齢期に達して、タトゥーが彫ってあるのを隠そうとして、タトゥーを削り取る手術をする人もいます。削り取る手術をしたために、今度は、この手術が身体に負担をかけ、手術自体、あるいは傷痕が原因で様々な病気を発症することがあります。そのときの手術の麻酔も肝臓に負担をかけることになり、一時の若気の至りで済ますには、タトゥーはあまりにも代償が大きすぎるかもしれません。眉毛の手入れが面倒と、女性がある程度の年齢になると眉毛を入れ墨にしてしまうこともあるそうですが、眉毛の部位には、鍼灸治療からみると肝臓や目、ホルモンなどに関係のある非常に重要な経穴が含まれています。眉毛を入れ墨にしても何ともない人も多くいますが、少しの手間を面倒くさがったために、のちのち様々な問題を起こすこともあるということを考えると、これも思いとどまったほうがよいのではないでしょうか。この本を読み、その害を想像して、できる限り踏みとどまっていただきたいと思います。

ピアスやタトゥーも立派な傷であり、「身体髪膚にあえて毀傷する」ことになります。息子さんや娘さんがタトゥーを入れしようとしたら、あるいは、耳たぶ以外にピアスをしようとした場合には、悔いを残さないために、是非、本書のこの項目を見せてください。それでもしてしまった場合には、「しなければよかった…」と後悔するのも、人生を深めるきっかけになるかと思います。そしてまた、その人に子どもができてその子供がタトゥーをしようとしたときに、悔いの残る自らの経験が、役に立つかもしれません。「人生、万事塞翁が馬」ということもあります。教師が、あるいは、風紀委員が「ピアスは禁止」「化粧は禁止」「スカートの短いのは禁止」…等々、生徒の服装などに厳しい注文を付ける学校がありますが、ただ「駄目！、禁止！」と言うので反抗期の若者は余計に反抗するだけかもしれません。これらは、ただ禁止…というのではなく、東洋医学や科学的にもやめたほうがよいものばかりです。少しでも健全な身体で活躍してほしいと願っています。

(3) スマホと音楽

街を歩けば、電車に乗れば、レストランで食事をすれば…、周囲の多くの人達はスマホに目を凝らし、耳にはイヤホンが接続され、現代では、五感のうちの感覚の鋭い視覚と聴覚は一日中休むことなく酷使されています(本人には酷使している意識はないと思いますが…)。

若い頃に、元の塾生に誘われてディスコに行ったことがあります。等身大ほどのスピーカーに周りを囲まれ、大音量の中で曲に合わせて(と本人は思っていますが…)何曲か踊りました。しかし、店の外に出るとワンワンと大きな耳鳴りがしていて、数日間収まりませんでした。

ある鍼灸学校で20年以上非常勤講師として授業をしていますが、そのときに、問診票に学生さんの気になっている症状を書いてもらっています。多くは、20歳代から30歳代ほどの年齢の学生さん達ですが、最近、難聴や耳鳴りを訴える人が出てきています。当院の若い患者さんにも、耳鳴りを訴える方がいます。朝から晩まで、長い間イヤホンをしているのが、少なからず関係があるのではと思います。外にまで音楽が漏れていることもありますから、相当な音量なのでしょう。

このように、大きな音量や長く耳を使いすぎて起こる耳鳴りや難聴は、非常に治り難いものが多いです。また最近の研究では、耳の遠い高齢者は認知症になりやすいといわれています。スマホでの過度の音量で、イヤホンで音楽を聴いたりすることは、くれぐれもご注意下さい。

第二章で書きましたが、目と子宮はいずれも「肝」（広い意味での東洋医学的な肝臓）に関係があります。読者の中には、初潮の頃に、視力が急に落ちた人もいらっしゃるのではないでしょうか。このようなときには、眼の治療をすると生理痛が改善することがあります。長野潔先生は、卵巣疾患も眼を治療すると改善することがある…と言われました。女性の眼は、男子のハートを射るためだけではなく、婦人科器を守るための器官でもあります。妊娠中の女性には、なるべく、眼を酷使することを避けていただきます。眼の酷使は、子宮の酷使です。

以前、キーパンチャーをされている私の患者さんが妊娠されました。1日8時間もの間、ずっと画面を見っぱなしです。この方は、私の話を聞いて、仕事を辞めました。

男性は、前立腺がやはり「肝」に関係があります。講座で、前立腺炎が西洋医学で治療しても良くならないという30歳位の参加者が実技モデルになりました。通常の前立腺の治療をしても、所見がまったく改善しませんし、また、本人も、自宅では前立腺に関係のある経穴を治療していました。既往歴をよく調べると、10歳代後半に網膜剥離の手術をしていました。そこで、眼の治療を加えると、前立腺の所見が改善しました。

脳に、それぞれの臓器に関連した位置を地図にすると、眼の占める面積は、他の感覚器や器官、臓器に当たる面積に比べて、非常に広い面積を占めています。それだけ、眼から入る情報は大きく、また、脳を使用しているということになるでしょう。その眼を、休む間もなく使用しているのですから、脳の疲れを引き起こし様々な症状を現すことは想像に難くないと思われます。

長野先生は、眼の酷使は、神経痛と関係するときがあると言われました。ですから、神経痛で来院された患者さんには、最近眼を酷使されませんでしたか？とお聞きします。眼からくる神経痛でしたら、眼の経穴を治療すると神経痛の痛みが改善します。

「次髎《じりょう》」という経穴があります（第六章参照）。骨盤内の血流を良くする経穴で、骨盤の血流が良くなると、当然、骨盤内にある臓器、つまり、子宮や卵巣などの婦人科器に良い影響が出てきます。

ですから、長野先生は、『「次髎」は女性ホルモンの経穴です』と言われました。また、臨床経験から、『「次髎」を刺激すると、骨盤内の血流を促し、それが脳の血流を良くし、特に眼に関しての血流が良くなります』と言われました。眼と婦人科が非常に関係があることが分かります。

スマホは、姿勢が、自然と前屈みになります。それも、前述したように、胸椎の5番目を中心とした付近から曲がってきますので、精神的にも良くない影響があるのでは…と思います。最近では、ストレートネックの原因になるといわれています。テレビのコマーシャルでは、「スマホッ首」などと上手い表現をしています。

私の研究会では、お互いが実際の臨床のように治療する講座があります。それには、患者の足の指先を、施術者の親指と人差し指で挟み、施術者のもう一方の手で患者の脇腹を押さえて痛みの変化を診ることがあります。若い女性が施術者としてそのような動きをしようとすると、足先を押さえると脇腹に手を置くことができず、脇腹に手を置くと、足先の指が離れてしまいます。どうやら、スマホを押さえておくのに、指がある一定の角度をとり続けているために、手首が曲がり難くなっているようでした。「スマホッ首」ならぬ「スマホッ手首」のようです。

首や手首だけでなく、あちこちが「スマホッ…」にならないように注意しましょう。

また、スマホが多くの若者に取り入れられるようになって、それ程時間が経っていません。スマホのメリットとデメリットが、随分話題になっています。メリットは、すぐにいくつも挙げられますが、デメリットは、後になって少しずつ現れてくるでしょう。「ながらスマホ」が事故に繋がる…といわれますが、外から分かるデメリットだけではなく、眼や耳、筋肉、内臓までもが、緩やかにダメージを受け続けているかもしれません。そして、スマホ以外の要因なども重なって、いつか、急激にその害が増えてくるかもしれません。

スマホでの電話は、電磁波の影響も危惧されています。また、イヤホンもコードレスのものもあり、通常のコードの付いているイヤホンより電磁波の影響があるともいわれています。電磁波の影響は、すぐには現れず、もし現れたとしても相当後になってからであったり、電磁波に対して敏感な人に現れるのかもしれません。スマホを長くしてしまったと思ったときには、少しでもスマホから離れる時間を持つように心掛けることが必要と思います。

特に若い女性は、妊娠・出産に関係してくるかもしれません。

(4)化学物質を身にまとって

何度もお話ししてきていますが、私たちの身の回りはいつの間にか化学物質に囲まれてしまい、自然界にある物質とは似ているが、少し化学記号が異なる物質や、まったく存在しない物質までもが溢れている世界に住まざるを得なくなってきています。特に女性は、「お化粧」という化学物質を直接身に塗布し、化学繊維の衣服をまとっています。

これらの化学物質は、一つ一つはある一定の量まででしたら害がないとされていても、それらが一緒に使用されたときの化学変化や、生涯に亘っての合計の量などに関しては、その影響はまったくの未知の領域です。様々な理由から私は常々思っていますが、本当に安全かどうかは甚だ疑問と言わざるを得ません。

『沈黙の春』（レイチェル・カーソン著）という環境汚染について告発した有名な著書があります。そこには化学物質が環境ホルモンとして作用し、その一つにそれらは「性」に深く関わっていると書かれています。なるべく若いうちから化学物質の曝露を少なくしていくように心がけてほしいと思います。

71歳の美容師が全身の皮膚が湿疹で赤くなり、痒みが酷いとのことで来院されました。半年前に、ドライアイの薬で蕁麻疹が出て以来薬のアレルギーになり、白内障の手術をしようとしましたが、薬が合わず手術ができなくなり、ステロイドやアレルギーの薬も受け付けなくなってしまいました。この女性は、中学を卒業してすぐに美容学校に入り、卒業以来美容師を続けているとのこと。

以前に、若い美容師の方が治療に来られましたが、パーマに使用する液体は、A液単独、あるいは、B液単独では非常に毒性が強いが、それらを混ぜると無毒になり、そのような物質を使用することがあると話されました。そして、それらを扱うときには、ゴム手袋をしなければならないとのことでした。

おそらく、この皮膚炎の女性は、長期にわたりパーマの液体だけではなく様々な化学物質を使用したために、化学物質に対してこの方の持っている許容範囲を越えてしまったのでは…、そのために、もう薬物（化学物質）も受けつけなくなってしまったのかと推測しました。また、仕事柄、お客さんの顔近くに寄るので、口臭を抑えるために常に飴をなめたりガムを噛んでおり、甘い物も大好きとのことでした。肝臓と甘い物の部位に著明な反応を示し、身体の歪みを表す部位にも反応が出ていました。おそらく、美容液や化粧品、様々な化学物質（毒？）を長い間にわたって、吸引したり皮膚から吸収したりして、肝臓に負担がかかっているのでは…？と思い、解毒の処置を行いました。また、私の習った治療法では、痒みは「肝」ともいわれます。それに、痒みを悪化させるのが甘味です。ガムにもよりますが、ガムの糖分は非常に多く、飴は、長い間口内にあるので、血中の糖が高いのが長く続きます。

そして、この方は、身体が資本とばかりに、何種類ものサプリメントを摂取していました。サプリメントも「肝」に負担をかけます。皮膚炎のような皮膚疾患と化学物質による「毒」は、共に解毒の治療の対象となり、甘い物の多量摂取による糖代謝の治療が必要であると判断し治療を行いました。

また、身体の歪みも、お客さんの髪をいじるときには、色々な角度や高さの姿勢を取ったり、長く同じ姿勢をしなければならなくなり、長い間に身体が歪んできたのでしょう。歪みの治療も加えました。甘い物やサプリメント、それに、市販の痒み止めの薬も極力減らしていただくようにしたら、程なく、赤みを帯びた皮膚もすっかり消失し痒みもまったく感じなくなりました。この方は、美容師という、常に化学物質にさらされている職業ですから発症したという面もありますが、女性は常に化学物質の塊でお化粧をし、また、そのお化粧を化学物質で落とし、さらに化学物質でお肌のケアをします。美白のお化粧をしたことで白斑ができ訴訟問題になっている事件がありました。

人間は、自らの身体の内側から、常に肌を保護したり潤いを与える物質が出ています。常に、自然の分泌物という化粧品が自らの顔の皮膚からも出て、肌に潤いを与えようとしているのです。若いお嬢さん方は、特にその物質が多く分泌されますので厚化粧なぞせずに、その害のない「無料の化粧品」を活かしてはいかがでしょう。化学物質の厚化粧で、それらを抑えることはほどほどにと思います。

昔、ヘチマやヨモギなど身近にある自然物質をお化粧に使用していたときには、特に心配はなかったと思いますが、実験室で化学合成された物質の影響は、何年、何十年も経ってから発症してくるかもしれません。

若いうちは、なるべく最小限のお化粧で済ませてはいかがでしょう。厚化粧は年を取ってからでも遅くはないと思うのですが…。薄化粧の健康的な表情や仕草のほうがどれほど美しいか！と思うのですが…。

長野潔先生は、前述した腰にある「次髎」という経穴に深く刺鍼をして「ここは、化粧ののりが良くなるツボだよ」と、その鍼の上部に大きなモグサの塊を付け温めておられました。70歳を過ぎた女性が「先生、今日も化粧ののりが良くなるツボを忘れないでね！」とお願いしていました。いつまでも女性は美しくありたいと思うのだ…と痛感しました。

鍼灸で、化粧ののりをよくして、少量のお化粧で美しくなるのもお勧めです。

前述したように、髪の毛の染料は化学物質の塊です。頭皮は、吸収率が高いので化学物質も多く吸収されますから、髪を染めるのもほどほどにと思います。折角の日本人の美しい黒髪です。後で白髪が出てきますから、そのときに染めればよいのではと思うのですが…。

ステーキよりスマホ？

あるとき、ステーキを食べに行きました。

私にとっては、ステーキを食べるのは非常に贅沢な一時であり、それに、そうそう食べられるものではありません。

隣に、20代中頃の若いカップルが、ステーキを挟んでスマホに夢中になっていました。私たちよりランクの上のステーキです。

私たち高齢者グループは、その食事や、様々な話題などに話が弾んでいましたが、隣の二人は、共にスマホの画面に夢中で、まったく会話がありません。

この程度の食事には慣れているのでしょうか、若く愛する二人でしたら、顔を見つめているだけでも、心がワクワクしてくるでしょう（と、高齢者グループは思います）。

会話は、自由に食べられる漬け物を取りに行くときに、男性が「漬け物、食べる？」と聞いただけでした。

彼らが先に帰りましたが、彼らが店の外に出るやいなや、我ら高齢者グループは、一斉に彼らの話題になりました。カップルが何かスマホを見なければならない理由があるとしても、ほとんど会話がないのは、私たちから見て異常です。

スマホの依存症も問題になってきています。

昔とは比べものにならない事件も多発しています。脳の一部に何らかの変化をもたらしているのかもしれません。

このような場面からも、精神的な発達や人に対しての観察や気配りなどにもスマホの影響が現れてくるのではとも考えられます。

(5) きれい好き

最近のテレビ番組には、異常ともいえる清潔志向のタレントが出演し、また、それを売り物にしている場合もあります。まるで、一つでも細菌が生息するのを許さない！とばかりに、全身、これでもか、これでもかと洗い消毒し、他の人にもそれを強要したりそれが受け入れられないと非難したりしています。最近では、毛穴の汚れまでも綺麗に洗い流してしまうシャワーが販売されています。皮脂は、皮膚を守る働きをします。皮脂までもすべて洗い流してしまっては、お肌が無防備状態になってしまいます。以前、東南アジアでコレラが発生したことがありましたが、感染者のほとんどが日本人だったことがあります。現在では、日和見菌と呼ばれて、いつもは何もしていないように思われる菌が全体の菌叢のバランスを取っていることが分かっています。悪さをする菌をすべて除去すると、バランスが崩れて思いもかけない症状が発症することがあるそうです。過度な清潔志向が、常在菌のバランスを崩しているのかもしれません。

寄生虫の研究で有名な藤田紘一郎先生は、発展途上国では、先進国で問題になっているアトピーや喘息などがないことに気付き、本来人間の身体に持っている寄生虫に対して攻撃する免疫が、医療の発達により戦うべき寄生虫がいなくなったために、自らを攻撃し始めた…と言われました。ですから、自らの体内に「サナダムシ」を飼って研究されていました。『寄生虫なき病』という本があります。ここでも、寄生虫やほこりの中に含まれる微生物やダニも人間の免疫に影響があり、それらを除去することは、ガンやうつ病、自閉症等々にまで影響があると書かれています。

自然は、人間（動物）の身体を守ろうとして何千年もの間に様々なバリアを張り巡らし、その個体を正常な状態に少しでも保とうとしています。手のひらからは分泌物が出ていて、感染力の強い菌でなければ、殺すことができます。以前、テレビの番組で、一方の手は何もせず、もう一方の手は石けんで洗うようにしたところ、確か一週間だったと思いますが、両方の手のひらの雑菌の数はほとんど変わりませんでした。手のひらをシャーレに付け、そのままにしておくと雑菌が繁殖する映像を流し、手はこのように汚れていますから洗いましょうと訴えています。雑菌の付着したシャーレを、雑菌が繁殖する温度で培養すれば、雑菌が増えるのが当たり前です。手のひらから出る分泌物を、このシャーレに入れ続けた映像は見かけません。おそらく、清潔を売りにしているスポンサーの広告が溢れているテレビでは、もうこのような番組は作れないでしょう。

もちろん過度にならない範囲で手を洗うことは必要ですが、化学薬品や界面活性剤の入っている合成石ケンではなく、通常の天然油脂の石ケンで充分です。そして、これらは環境にも優しい石ケンですから、身体にも優しいということです。

きれい好きなために臭いまで過敏に反応し、玄関、トイレ、車内、靴箱など、ありとあらゆる場所に芳香剤や脱臭剤が置かれ、「加齢臭」などと呼ばれる造語で根こそぎ臭いを消そうとしています。トイレットペーパー、石けん、洗剤など、敏感な粘膜や皮膚に触れるところまで、化学的香料がこれでもかと添加されています。このような芳香剤や消臭剤の売り場を通ると、化学物質の臭いに不快な感じがしてきます。それに、除菌効果をうたった商品も溢れていて、香料の入っていない、あるいは除菌効果のない商品は、探すのが難しい状態です。除菌……ということは、私たち自身の良い菌も殺されてしまうということです。化学物質の中には、構造が非常に安定していて分解され難いものも少なからず含まれています。それらが、口や皮膚を通して体内に入り込むと、安定しているがために体内で分解されず、身体の中をずっと巡り続け、やがて、身体に良からぬ影響を及ぼすようになるかもしれないといわれています。私の母は異常なほどのきれい好きでした。しかし、私は、過度のきれい好きは良くないと思い、20代の頃に、なるべく風呂に入る回数や手を洗う回数を減らそうとしたことがあります。職業柄、今でも手はよく洗いますが、食べ物は、テーブルの上に落としたくらいの物や猫の毛が1～2

本入った程度でしたら、気にもせずに食べるようにしています（見える猫の毛は取りますが…）。

しかし、弟は、母のきれい好きを踏襲し、朝晩2回シャワーを浴び丁寧に身体を洗っていました。いつからか全身の痒みを覚え、いくつかの大病院で診てもらいましたが原因が分かりませんでした。あるとき、山のほうに仕事に行ったときに耐えられない痒みに襲われ、そこの村にあった小さな医院に駆け込みました。すると年老いた女医さんが出てきて、すぐに洗い過ぎによる老人性の掻痒症と診断されました（当時、弟は30歳代半ばでした）。過度のきれい好きが、自らを攻撃した一例でしょう。

ある作家は入浴も月に1回程度で洗髪もほとんどしないそうですが、体臭はほとんどなく、髪の毛も今では白髪にはなってきましたが、少し前までお年のわりには黒々としていて現在もほとんど薄くなっていません。おそらく、自然にしていれば身体の周囲にある常在菌が皮膚に付着する臭いを発する菌の増殖を抑えているのでしょう。近年では細菌叢のバランスが重要であり、特定の細菌を排除することはそのバランスが崩れ、身体に悪影響を及ぼすという研究が進んでいます。トイレットペーパーや洗剤など、どこかで差別化を図り付加価値を付けようとして「香り」に目をつけて繰り返しコマーシャルで訴え、売り上げを伸ばそうとする商魂にはあきれてしまいます。それにまんまと乗っけられた清潔志向のタレントがメーカーに代わって販売促進を助けているように感じます。「過ぎたるは及ばざるがごとし」、過ぎた清潔志向は我が弟のように自らの健康を損なうことも知っておいたほうがよいでしょう。

(6) 歯列矯正と顎関節症

まだまだお話ししたいことはあるのですが、ある事柄と現在の症状が関係しているかもしれない代表的なものを一つあげておきたいと思います。前にも書きましたが、その一つが歯列矯正です。テレビのグルメ番組では、「柔らかくてジューシー！」が美味しい物の代表のようにいわれ、「噛み切る」というような表現は、ほとんど聞かれません。さらに、若者がジェル状の流動食を口にするようになり、固い物を噛まなかったり、断乳・卒乳などの流行や、母乳の出ない女性が増えたりして、顎が発達する状況が少なくなり、親知らずの生える余地もないほどに顎が狭まり、八重歯や乱杭歯が増え、噛み合わせや美容のためなどに歯列矯正をする人、特に女性が増えてきました。

親知らずがしっかりと生え、顎の張った「ソース顔」は流行遅れとなり、顎が細く顎のスッキリとした「醤油顔」が人気となってきました。ときには、出ている歯を抜いたりしながら、歯列矯正によって歯並びが大変美しくなります。昔から「明眸皓歯《めいぼうこうし》」といって歯の美しいことは美人とされていました。笑顔で歯並びの整った美しい歯が、両唇の間から溢れるのは大変魅力的であり歯列矯正することは理解できます。しかし、歯列を矯正したために、その後、思いもよらない様々な病気や症状を発症させることがあります。歯列を矯正すると、固定されていた周囲の骨や筋肉がむりやり動かされ、それが頸の骨や脊椎に影響を及ぼし、さらに神経などにも作用し、様々な愁訴を発症するのかもしれません。

症例でも何度か出てきましたが、歯列矯正や顎関節症は、それが骨盤にも伝わり婦人科器も影響を及ぼしてきます。不妊や生理障害の原因となることがあるかもしれません。もし、顎関節症であっ

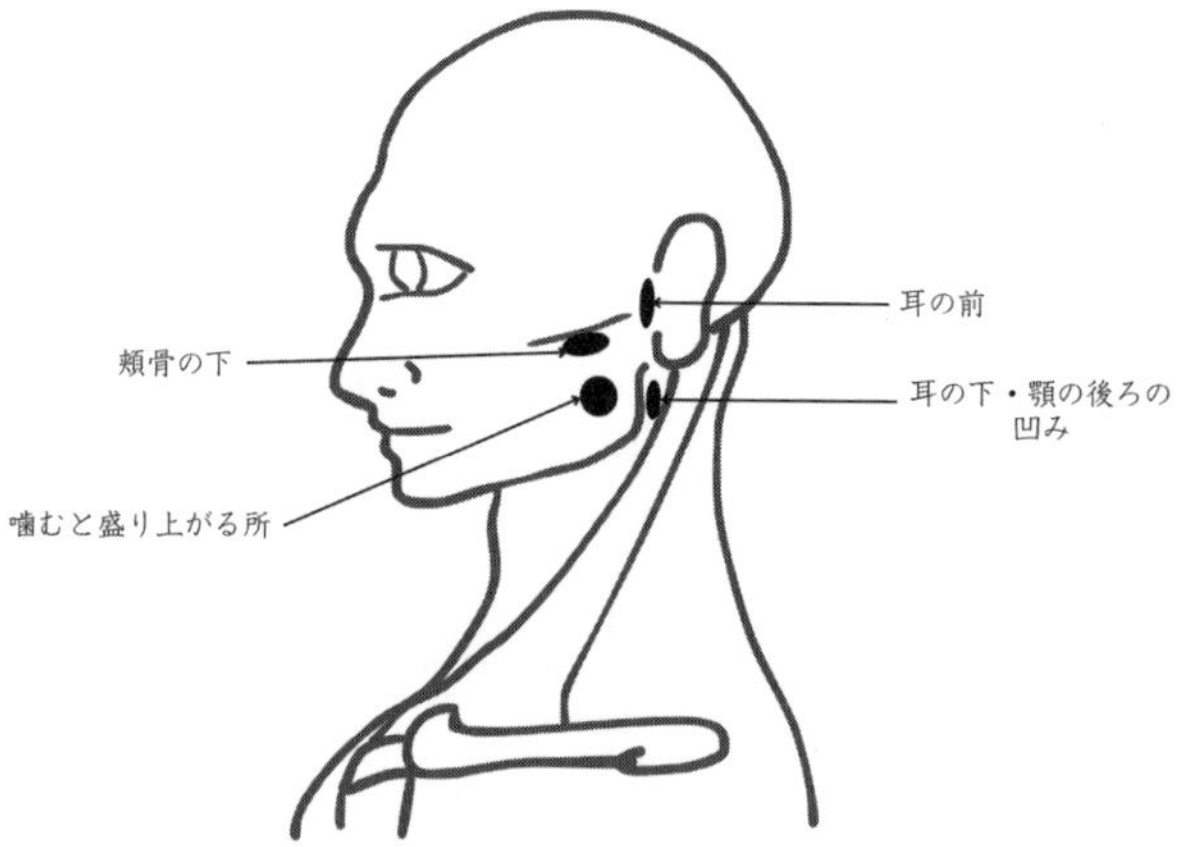

図 4-1　顎の圧痛

たり歯列矯正をした後に何か症状が出てきたときには、それらが原因であるかもしれないことを疑ってみるのが必要かと思います。

前述したように、歯列矯正をしたらすぐにその影響が出てくるとは限りません。歯列矯正後しばらくしても図のように顎と鼠径部を押圧してみて、圧痛があるようでしたら、現在訴えている症状に関係があるかもしれませんし、後々、何か発症してくるかもしれません（鼠径部の圧痛は、第六章参照）。

「未病治」です。そんなときには、歯列矯正や顎関節症が様々な症状と関連があると考える鍼灸治療院を訪れてみて下さい。

以前、27歳の女性が「ムズムズ病」で来院されました。5年前からの発症で、通勤電車で座っていても、腰から下がムズムズしてジッとしていることができずに立ってしまったり、寝ていても落ち着かず不眠になったりしており、医療機関に通っても原因が分かりませんでした。5年前というと、ちょうど大学を卒業して会社に入った頃ですので、精神的なストレスかな？とも考えましたが、患者さんは、そのような覚えはないとのことでした。所見を取ると鼠径部と顎に著明な圧痛があり、顎関節症といわれたことがあるか尋ねると、その頃歯列矯正をしたとのことでした。これらの所見を改善させると、「ムズムズ病」の症状は改善していきました（ただし、「ムズムズ病」の原因が歯列矯正ということではありません)。

このように、歯列矯正や顎関節症は、どこにどのような症状を発症するか分からないことがあります。歯列矯正をしたら、鍼灸治療を受けてみることを頭の隅にでも置いておくことも必要かもしれません。そして、少々顎が張って「美」から少し遠ざかるかもしれませんが、固いものを噛んだり長くオッパイを吸ったり(吸わせたり)して、歯列矯正をする必要のない生活を心掛けることも重要です(こちらの方がずっと美しいと思うのですが…。ちなみに、お母さんのオッパイは、赤ちゃんの唇がピッタリと吸い付き、強く吸わないと母乳がよく出ないので、口呼吸の防止になり、顎の発達も促します)。

少しエラの張った人をパートナーに選ぶのも一考かもしれません。そして、そんな人が美しいと感じる審美眼を身につけることも大切ではないでしょうか。後々、医療費の節約となり、産まれてくる子どもに対しての悩みも少なくなるかもしれません?!

おわりに

現代になって増えつつある様々な症状は、例えば、アトピーや自閉症、環境汚染…など、どれか一つが原因と特定できるものではなく、色々な要素が複合的に重なり合い影響し合っているもので、原因が特定できないことが、逆に、もしそれが原因の一つであったとしても、証明できずに、結局、さらに使い続けたり食べ続けたりするようになっています。

若い皆さんは、これから溢れんばかりの情報や物質の荒波の中を泳いでいかなければなりません。若いうちは、免疫力という強力な武器で守られていますが、加齢やストレス、過労…等々により、その免疫力も少しずつ低下し、気づいたときには取り返しのつかないことになっているかもしれません。一時の欲望や無知から、見逃されたり知らなかったでは、あまりにも代償が大きすぎるようなことになるかもしれません。

しかし、その中にも、知ろうと思えば知る機会のあるものもあり、少しの注意や心がけで、後々、健康が損なわれることから逃れられたりリスクが最小限に抑えられるかもしれません。特に女性には、妊娠・出産が待っているのです。知識を得てリスクを知って、それからの選択は皆さんの心次第ということになります。

鍼灸治療については、あちこちに看板を目にすることができるにもかかわらず、その内容は、あまり知られていないことが多いですが、日常の何気ないことにも、鍼灸治療から見ると、また異なった考え方があり、日々の臨床では、西洋的な思考と異なった考え方を基にすることによって、効果をあげていることが少なからずあります。ここで挙げたいくつかの事柄を、是非、参考にしていただき、お若い皆さんのこれからの人生により良い選択の一助になれば望外の喜びです。そして、思い当たるような事象がありましたら、近くの鍼灸院を訪れてみて下さい。鍼灸治療がお役に立てるかもしれません。

第五章　症　例

今まで女性に関する様々な事柄を述べてきましたが、女性の具体的な病気や症状に対して実際の鍼灸治療はどこに目をつけ、それをどう捉えて治療に結びつけるのかを、今まで診た患者さんの治療を通して代表的な症例をいくつかお話しします（何度か書きましたが、同じ患者さんでも異なる体系を持った他の治療法では症状への見方やアプローチ方法もまったく違う場合も少なくありません）。以下の症例は著者が学んだ「長野式治療法」と「キー子スタイル」を主とし、それに、他の治療法も加えた方法で治療しています。また解説は鍼灸治療上の難しいことは省いてポイントのみを記しました（※専門用語や補足事項は、用語などの後ろに《 》で示してあります。またプライバシー保護のために一部省略または改変しています）。

症例1　女性を毒する「甘い物」

39歳、女性、主婦

【主訴】足の裏の痛み（踏み出すとズキッとする）。足のむくみ（両方とも左側が強い）。

【現病歴】半年前からだるさなど不調を感じて内科を受診。血液検査や甲状腺の異常などを調べたが特に異常はなし。《甲状腺の機能低下は、症状の一つにだるさがあります》。同時期から足の痛みもひどくなり（6年前、二人目の出産後から、朝起きて歩き出すと、足に痛みがあった）、椅子に座っていると、両脚がパンパンに張ってくる。

【既往歴】《今までにかかった病気や手術、症状など》
・小学校2年生から高校1年生まで…小児喘息
・24歳の頃…腰椎ヘルニア（ブロック注射で改善）
・帝王切開3回で、現在、12歳、7歳、2歳の子ども三人（三人とも妊娠中に10kg太り、上2人は出産後5kg減。現在はじめの子を妊娠したときより20kg太る）。
・中絶…19歳・24歳のときに2回。流産…28歳のときに1回。
【その他】・生理痛、生理前緊張症、生理不順がある。
・嗜好…甘いものが大好きで、ケーキ・あんこ類・アイスクリームなどのいずれかを毎日食べる。パスタ・麺類も大好物。
【所見】足の裏と鼠径部、右関門を押圧したときに、身をよじるようにして痛がる。

《当院の治療室は個室で、川の字のように3室並んでいます。通常は両側の2部屋を使用し、中央の部屋は、緊急の患者さんのために空けてありますので、両側の部屋の音は小さくは聞こえますが、話の内容までは分かりません。しかしこの押圧時は、「ギャーッ」というような悲鳴が上がり、一部屋置いた向こうの部屋までハッキリ聞こえました》

他にも、帝王切開の傷の痛みや、肝臓の反応も押圧すると強く痛みました。

【治療のポイント】簡単に原因と治療の因果関係を記していきます。

まず足の裏の痛みの部位は、「腎」に関係があり、「腎」はホルモンに非常に関係の深い経絡です。《「腎」は、東洋医学では、器官としての具体的な腎臓も含みますが、副腎や骨、ホルモン、造血なども含めて、非常に広い概念を示します》。下腹部を帝王切開で3回、中絶により内部から2回手術をしています。下腹部を3回以上手術すると、頭部瘀血を発症します。《頭部瘀血とは、東洋医学独特の言葉で、頭部の血流の滞りなどを表し、痛みが移動したり、痛みを増悪させます》。鼠径部の痛みは下腹部の手術による癒着と体重増加からくる内臓下垂が考えられます。また、座っているとむくみが悪化するという事は、内臓下垂により鼠径部が圧迫され、座ることによって鼠径部が曲がり、そのために更に血管やリンパを圧迫し流れが阻害され、下肢から戻ってくる血流も滞りがちとなって、むくみが発症してきたと考えられます。内臓下垂によるむくみの特徴です。また「腎」が悪くなってもむくみが出ることがあります。

したがって、この患者さんの治療は、❶「腎」、❷内臓下垂、❸内臓下垂の治療後に更に鼠径部を緩める。❹腹部と頭部の瘀血の解消。❺下腹部の傷の痛みの改善。❻甘いもの（右関門など）の圧痛を減らす。❼免疫力の強化（治るための力を強める）…などを中心に治療を行いました。

生理痛など生理に関する症状は、鼠径部の圧痛の改善、瘀血反応や甘い物の反応を消失させることでほぼ改善すると推測しました。

【治療方法】治療の方法として、実際にどの経穴（ツボ）をどのように使用するのか、また使用する理由などを簡単に説明したいと思います。

❶「腎」の治療方法…足裏の痛みが発症する部分は、足裏の土踏まずの少し内側寄りにあり、やや広い範囲にわたります。そこにはグリッとしたような感触があり、押圧すると痛みがあります。

詳しいことは省きますが、この足の土踏まずの内寄りには「然谷《ねんこく》」という経穴があり、この経穴に圧痛があると、「腎」に異常があると診断され、その圧痛を改善させる経穴に刺鍼（鍼を刺すこと）して、「腎」の働きを正常に戻します。「腎」はまた、身体の大本の力に関係がありますので、まず「腎」の異常を正し身体全体の賦活を呼び起こします。

❷・❸下垂と鼠径部の治療方法（＝鼠径部を緩める治療方法）…人間が立って歩行をはじめたときから、地球の重力によって、筋肉は常に下方へ引っ張られている状態にあります。

若いときには筋力も強いので、重力に負けて内臓が下がらないように筋肉で留めておくことができます。

しかし、加齢や肥満、運動不足などで筋肉が弱ってきたり、下腹部に脂肪が溜まる状態が続いた場合、下腹部の手術などで筋肉を切るような経験があると、内臓を正常な位置に保定しておくことができなくなり、重力に負けて内臓や筋肉は下に引っ張られて下がっていきます。これを「内臓下垂」と呼びます。

胸部の筋肉は肋骨にガードされ、下がりにくくなっていますが、腹部の筋肉は基本的に背骨や下部の肋骨についているため、腹部の前方にはガードするものがありません。その結果、下腹部のほうに引っ張られて、いわゆる太鼓腹のようになってきます。

そうなると、図のように脇腹の筋肉が引っ張られて緊張し、それが鼠径部を圧迫します。そのために脇腹と鼠径部に圧痛が発症するようになります。

内臓下垂になると、骨盤の中にある臓器も圧迫されるようになり、様々な症状が発症するようになります。例えば、膀胱では膀胱炎や頻尿が悪化する原因の一つになります。

また、脇腹の筋肉が緊張することで、腰や背部・臀部などの筋肉も引っ張られて緊張し、それらの部位だけではなく、それらの筋肉につながる首の筋肉まで影響が及びます。

鼠径部が圧迫されると、脚に向かう血管も圧迫され、膝や足首の関節に痛みが発症したり、むくみの原因にもなります。

また、脚から戻ってくるリンパの流れが鼠径部の圧迫により阻害されると、婦人科器に負担をかけ、生理痛などの子宮や卵巣に関係する婦人科疾患の原因となったり、筋腫などができやすくなる傾向があります。

従って、前述したように婦人科疾患で来院された患者さんに対しては、必ず鼠径部の圧痛を調べ、圧痛があるときにはそれを改善し、消失させる治

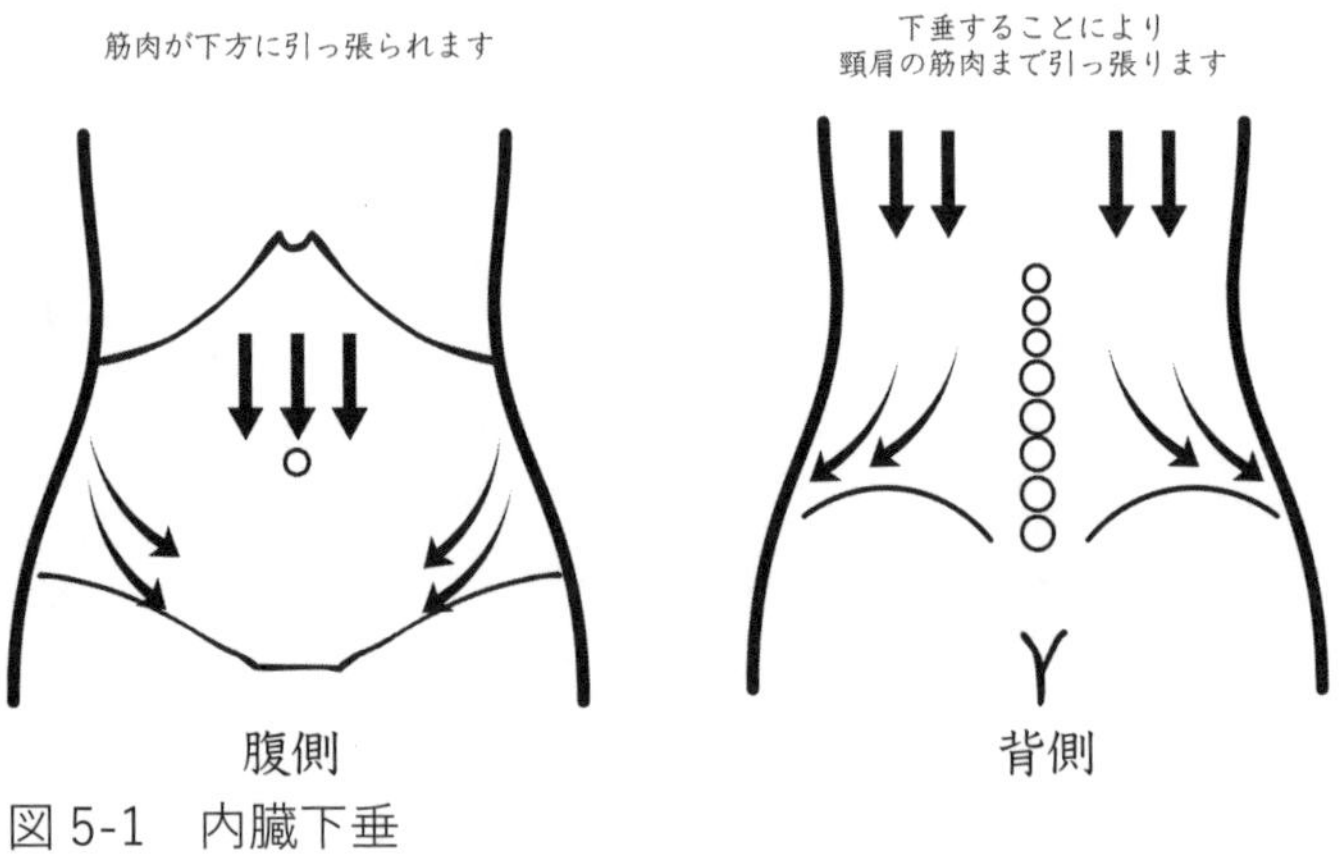

図 5-1　内臓下垂

療を行います。
この患者さんのケースでは、帝王切開という下腹部の手術を経験していること、そして、妊娠・出産により体重が増えて内臓下垂となり、鼠径部の圧迫によりむくみが発症したと考えて、緊張している脇腹の経穴を使用し、更に鼠径部を改善させるための経穴の治療を加えました（鼠径部に関しては、「第六章　自身の身体をチェックしてみましょう」も参照下さい）。

❹頭部・腹部瘀血の治療…長野潔先生によると、腹部の大きな手術は腹部瘀血を発症し、頭部瘀血は特に頭部の傷、産前産後の強いストレスなどが原因となりますが、他に「腹部の手術を3回以上行った人は、頭部瘀血は必発」とも言われました。

この患者さんは、帝王切開3回、中絶2回（皮膚表面からは見えなくても、子宮内部に傷があることには変わりありません）と腹部の手術を計5回、それに月経異常もあります。腹部瘀血と頭部瘀血が発症しても当然というような身体状態でした。

頭部瘀血は、特に痛みが移動したり強い痛みを発症することがあります（腹部瘀血は、「第六章　自身の身体をチェックしてみましょう」に記載）。

頭部瘀血の治療では、耳を折り、両方の耳の先端から頭頂部に向かって線を引くように伸ばし、鼻筋の中央から延ばした線と頭の中央でぶつかったところが百会《ひゃくえ》という診断穴となり治療穴にもなります。有名な経穴ですから、ご存じの方もおられるでしょう。

この百会領域に圧痛があったり、ブヨッとした感触があって、手の甲を当てると熱感が感じられる場合は、頭部瘀血があるという診断になります。

軽い頭部瘀血のケースでは、そこに直接刺鍼したり、施灸して治療をします。通常は、数か所の経穴を使用する治療法となりますが、少し難しい内容となりますのでここでは省略いたします。

❺下腹部の傷痕の痛みの改善治療…何年経過しても傷痕が痛む、あるいは傷痕を擦過したり押圧すると痛んだり違和感がある場合には、その傷が治るのを妨げる何らかの原因があると考えます。そしてその原因がほかの部位にも悪影響を与えることも考えられ、また、傷痕の痛みや違和感そのも

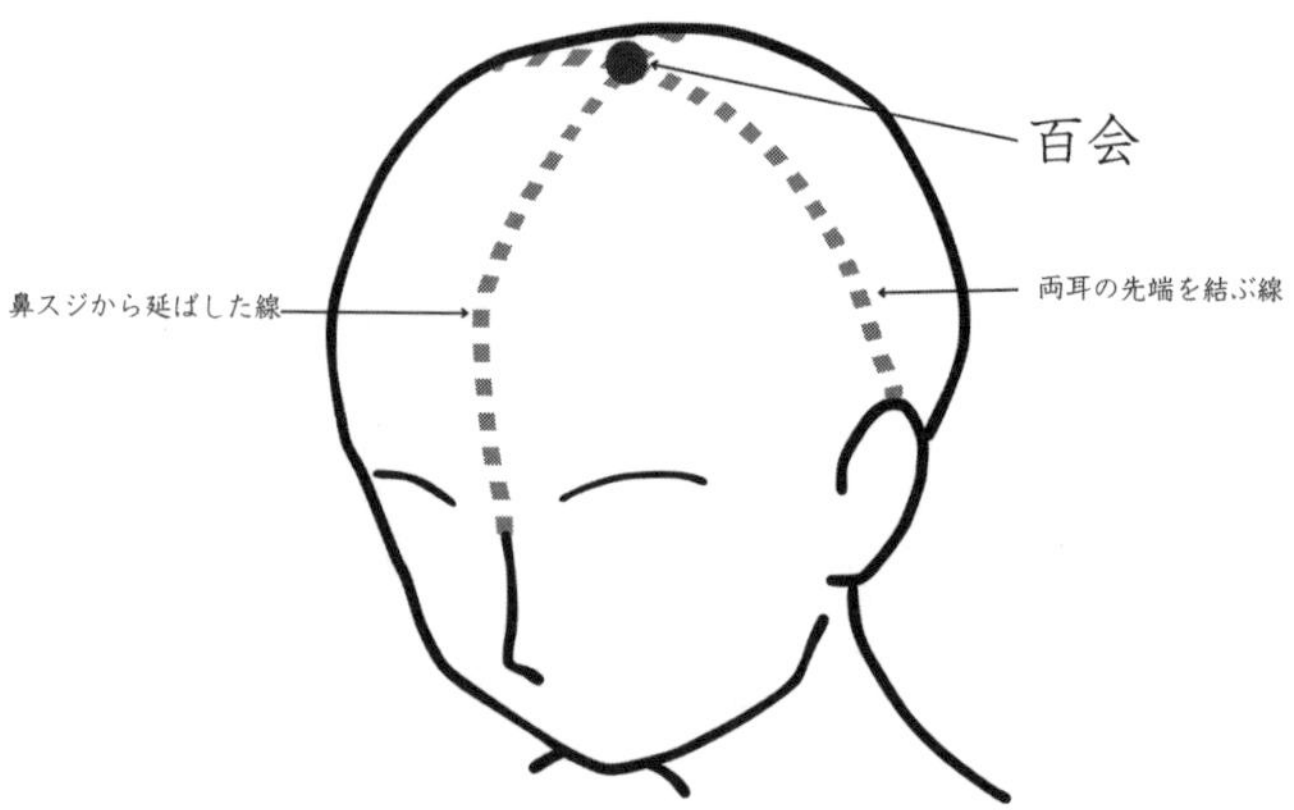

図 5-2　頭部瘀血

のがいろいろな影響を及ぼすこともありますので、傷痕があるときには、その傷をよく診ることが重要になります。

この患者さんは、帝王切開の傷痕を押圧すると痛みがありましたので、その治療が必要になりました。まず下腹部の手術が頭部瘀血の原因になっていましたので、頭部瘀血の治療で痛みが軽減し、腹部の筋肉を切っていますので、筋肉の異常もあると考え次の筋肉痛の経穴（甘いものの経穴と同じ）に刺鍼しました。

特に甘いものの過剰摂取が痛みを増悪させることがあり、この患者さんも甘いものが大好きでしたので、やはり、甘いものの治療で痛みが改善していきました。それでもまだ痛みが少し残っていましたので、子宮は「肝」に属することから、肝経の異常を示す場合の経穴に刺鍼すると傷痕の痛みは消失しました。

❻甘いものの摂り過ぎの治療方法…「第六章　自身の身体をチェックしてみましょう」に記載。

❼免疫力を強化する治療方法…長野先生は、免疫の主な器官が「扁桃」ではないかと考えて鍼灸治療に取り入れました。昔から「風邪は万病の元」といわれています。風邪を引いた後は様々な病気を発症します。その代表的なものの一つがリウマチです。

病気などの症状の主な要因の免疫力の低下や免疫の過剰反応によって発症すると考えられま

す。そのため、治療には必ずと言って良いほど免疫＝扁桃の治療を加えます。

この患者さんの場合、主に帝王切開などで長い間身体に負担をかけ続けていますので、免疫力も低下しており加えるべき治療となります。

この患者さんの症状が発症し現在に至るまでの経過を推測してみましょう。

若いときからの甘い物の過剰摂取→子宮の筋肉への影響・体の冷え→逆子→帝王切開→傷口の癒着・下垂、及び複数回の腹部の手術→頭部と下腹部の瘀血の発症など…。

この考え方が必ずしも正しいというのではなく、最初に、症状や既往歴、所見などから治療方針を決めそれに従って治療を通した結果が症状の改善に繋がれば、その推測がほぼ正しかったと考えられます。

ですから、この患者さんの大本の原因、あるいは、悪化させてきたバックグラウンドは「甘い物」ということができます。

この患者さんには、以上のような治療を行うことで、身体にある圧痛や違和感が大幅に改善または消失した結果、主訴や愁訴も改善していきました。

次回来院までには、圧痛や違和感などの症状や所見が一部戻ってしまいますが、同様の治療をすると、前回よりも早く改善するようになります。元に戻った症状はまた治療して改善させていく（三歩前進二歩後退のような状態）ということを繰り返しているうちに、患者さんは鍼灸の力を借りなくても自ら治す力を回復させて健康になっていきます。

治療途中では、消失した圧痛などの治療はやめて、新たに出てきた圧痛などの治療を加えたりしていきます（治療を続けていると、強い痛みや圧痛のために隠れていた所見が現れてくることがあります）。

また、患者さんの治療にとって特に重要な経穴には、治療効果を長引かせるためにお灸を加えたり、円皮鍼という非常に短い鍼（0.1～0.2㎜程度）の出た画鋲のような鍼を貼りつけておくことがあります（円皮鍼は鍼が出ていますが、動いてもまったく痛くありません）。

これだけの下腹部の手術をしていても、上記の症状くらいですんでいるということは、もともと強い身体なのでしょう。

鍼灸治療の効果が現れやすく、初回の治療から強度の圧痛も改善し、数回の治療で症状は消失していきました。もちろん、「甘いものは摂らないように」と厳命しました。

いかがでしょうか。特に女性には「甘い物」が本当に身体に良くないことがお分かりになりましたでしょうか。

症例2　虫垂炎と生理不順

35歳、女性、ダンス教師

【主訴】①右下腹部痛。②右足首痛。

【現病歴】①約1年前から痛みがあり、婦人科で検査したところ、右卵巣が腫れていた。約1カ月前に多膿疱性卵巣症候群の疑いがあるということで経過を観察中。

生理はここ1か月半ほど無い。漢方薬を服用しはじめると2か月に1度生理が来るようになった。

②昨年、転んで痛めてから発症。アキレス腱の奥のほうが痛む。

【既往歴】10年前頃に虫垂炎の手術。

【その他】砂糖の入った缶コーヒーやジュースを、週3～4回程度飲む。

【所見】腹部には、虫垂炎の手術痕、それに瘀血を示す部位に圧痛があり、右鼠径部、右卵巣の反応点、甘い物、肝臓、胆嚢、心臓の反応点にも圧痛がある。背部では、甘い物や、婦人科反応点、ホルモンや卵巣に関係のある反応点、下垂体の反応点にも全て右側に圧痛がありました。臍にはピアスをしています。

【治療のポイント】多くの反応が右側に発症していますが、このような場合には、虫垂炎の影響があることが非常に多いです。主訴の右下腹部の痛みは、虫垂炎手術の影響だと思われます。虫垂炎を持っていたり、その手術をしたときには肝臓や胆嚢に影響が及ぶことが少なくありません。

「若い人へ」でも書きましたが、ピアスは場合によっては身体に影響を及ぼし、特に臍ピアスはホルモンに関係することがありますので、ピアスは外してもらうようにお願いしました。

幸いこの方のピアス痕には圧痛がありませんでしたので、症状にピアスの影響は少なくやはり主たる原因は虫垂炎の手術と考えられます。

【治療】中心となった治療は、❶虫垂炎の手術に対しての治療、❷免疫力を強め、❸瘀血の排泄を促す治療、❹甘い物、❺下垂体、❻右卵巣などに関係する反応点の圧痛を改善したり消失させる治療を行いました。

仕事の関係でほぼ隔週での来院。2回目に来院されたときには、下腹部の痛みは消失し、2カ月に1回の生理周期が少し短くなっていました。4回目に来院したときには、ちょうど1か月で生理が来たとの報告がありました。

その後、生理が1週間ほど遅くなることもありましたが、おおむね約30~35日で来るようになりました。この患者さんは、複数の場所でダンスを教えていて、治療の間隔が空くことも多く、激しい動きをするため、右足首の痛みは完治するまではいきませんでしたが、ダンスに支障がない程度にはなりました。また首を強く動かしたために首の痛みも発症しましたが、これもあまり気にならなくなった段階で治療を終了しました。

【治療方法】虫垂炎の手術に対しての治療方法…私が取り入れている治療では、虫垂は「脾」に関係があると考えられていて、脾の治療をすると虫垂炎の傷の痛みはほぼ確実に改善、あるいは消失します。

❷免疫力を強める治療方法、❸瘀血を排泄させる治療方法、❹甘い物の治療方法、❻卵巣の治療方法は前述の症例や「第六章　自身の身体をチェックしてみましょう」に説明してありますので参照下さい。卵巣は「腎」に属しますので、その治療は症例1の「腎」の治療と同じです。

❺下垂体の治療方法はあるのですか？と疑問をお持ちかと思いますが、二千年以上続く東洋医学（今回は鍼灸治療）は、様々に試行錯誤し得られた結果が膨大な資料で残されています。

その中から現代医学に類似している治療法や経穴を選び、それらを患者さんで色々と試して、例えば、今回の下垂体と同じような症状に効果があるかを確認して、有効であればそれを「下垂体の治療」として使用していくようになります。下垂体は「ホルモンの司令塔」といわれ、様々なホルモンの分泌の調整を行っています（内臓下垂とは異なります）。

ですから、この患者さんのように卵巣の働きが悪いときには、その卵巣のホルモンの分泌を促す下垂体の反応点に圧痛が現れます。

若い女性で、生理痛や避妊のためにピルを服用されていたり、更年期で女性ホルモンを服用されていたり、側頭部を強打した経験などのある女性には反応（圧痛）が出ることがあります。

この患者さんの症状のバックグラウンドとなる原因は、虫垂炎の手術だと推測されます。

虫垂炎の手術→右下腹部の癒着→卵巣・子宮が物理的に引っ張られる→多膿疱性卵巣症候群&生理不順。

それに、虫垂炎等の手術→右鼠径部に物理的な影響→下肢への血流の阻害→アキレス腱に痛みが発症という流れかと考えられます。また、免疫（扁桃）が弱くなるとアキレス腱などの腱や靭帯が弱体化することがあるので、免疫の治療が必要となります。

スポーツなどの運動をされている方で、よく捻挫したり関節を負傷したりされる場合は、扁桃が弱体化している場合が少なくありません（扁桃については、「第六章　自身の身体をチェックしてみましょう」に記載）。また、甘い物は「脾」のグループ入り、虫垂も「脾」のグループです。ですから、虫垂炎の手術をされた方は、甘い物の摂取は極力少なくすべきです。

虫垂炎（盲腸炎も含む）の手術は外科医の卵が最初に行う手術ともいわれ非常に簡単なために、あまり注意を向けられない傾向がありますが、鍼灸の臨床では全身に様々な影響を与えていることがよくあります。最近では、虫垂は免疫器官として注目されるようになってきました。ある著名な経済評論家は、疲労が激しく、体調が優れないので検査を受けたところ、右の腸が動いていないことがわかり、原因は10歳代の頃に受けた虫垂炎の手術にあると診断され、虫垂炎の手術の際、腹膜炎寸前になったことでひどく癒着し、それが自律神経のバランスを崩していたとのことでした。

また、この方が長い間酷い便秘に悩まされていましたが。これも虫垂炎が原因でした（この方は病院で治っています）。

このように虫垂炎の手術の影響は、全身の病気と関係することが少なくありません。私の治療法では、虫垂炎の手術の既往がある場合、まずその影響を考えますから、この患者さんももっと早く受診してくれていたらと思わずにはいられませんでした。虫垂炎、特に手術をするとその影響は右側に多く発現してきます。

そして特にすぐ近くにある卵巣や子宮に大きな影響を及ぼすことがあります。生理痛や子宮筋腫、不妊などの婦人科の原因になります。

皆さんの中にも、10歳代で虫垂炎の手術、そして30歳代後半～40歳代前半に子宮筋腫の手術という方はおられませんか？　虫垂炎の手術後、早くに鍼灸治療を受診されていれば子宮筋腫の手術は避けられていたかも知れません…。第一章に虫垂炎の手術の影響を図(35ページ参照)にしておきましたので、虫垂炎の手術後に（長い期間が経た後でも手術痕に圧痛や違和感などの異常がある場合も含む）関係のある部位に症状がある場合には、ちょっと虫垂炎の手術の後遺症を疑ってみてはいかがでしょう！

西洋医学とは異なり、同じような痛みでも、この患者さんのように虫垂炎の手術が原因の場合もありますし、股関節の異常が原因と思われる場合、内臓下垂の場合、骨盤の強打等々原因は様々であり、その個々のケースによってエビデンスを求めることは非常に難しいかと思います。鍼灸治療は、個々の患者さんの条件によって、同じような症状でも治療方法が異なってきます。

ですから、鍼灸治療は、エビデンスに乏しいとはいわれますが、むしろエビデンスが証明できない様な場合が多く、経験的治療法と呼ばれる所以です。

症例3　不妊症

37歳、女性、無職

【主訴】不妊症。

【現病歴】・32歳から不妊治療開始。人工授精を6回するも妊娠せず。夫の精子の運動率や数から判断して、人工授精をすすめられたとのこと。仕事上のストレスもあり。

・子宮筋腫が見つかる。約3㎝が1個。

・35歳から7回の体外受精を行い、3回妊娠するもすべて生育せず（心拍停止・化学流産・胎のう確認後流産）。仕事を辞めてから自然妊娠が1回あったが、卵黄のう異常で流産。

・37歳で染色体検査を受けたが夫婦ともに異常なし。子宮筋腫の大きさが4㎝になる。プロラクチンの数値が高いため薬を服用。血液はドロドロの状態。凍結した自身の受精卵が1個あるので、それをいつ戻すかを検討中。

【既往歴】・中学生…顎関節症

・高校生〜32歳…生理前緊張症、生理痛（嘔吐・腹痛・腰痛なども有り）、1日だけ生理痛薬を服用。

【その他】甘い物好き。父方の祖母が糖尿病。母親が切迫流産で入院したことがあり、流産しやすい体質。冷え性、肩こり、腰痛がある。28歳で結婚。

【所見】症例1の生理不順の女性と同じように、甘い物、鼠径部、恥骨周囲、婦人科に関する筋肉などに圧痛が見られた。婦人科器（子宮・卵巣など）に関する所見は少なく甲状腺に反応あり。子宮筋腫はあるが、子宮に関する反応は特には無し。甲状腺は不妊や流産によく見られる反応であり、必ず改善させなければならない所見です。この患者さんは中学生のときに顎関節症を発症しており、やはり顎には圧痛あり。

【治療のポイント】この症例では、婦人科器に直接関係する所見が少ないので、婦人科器そのものの異常が不妊に関係しているのではなく、他に妊娠を妨げているものがあると考えられました。❶婦人科に関する筋肉、❷骨盤内の虚血（骨盤内に充分な血流が循環していない）、❸甲状腺の所見などが見られたためこれらが原因の一つであると考えました。

母親が流産しやすい体質なので、❹遺伝的な体質に対する治療も加えました（鍼灸治療には、遺伝的な体質にもアプローチする治療があるのです！）。❺甘い物の所見も出ていますので、その治療と共に、甘い物の摂取を極力控えるように伝えました。また小麦粉製品は身体を冷やすので、これも極力避けるように指導しました。次に来院されたときには、食べる物がほとんどないと嘆いていました。

❻顎関節症があり、第二章の「女性、産む性、育てる性」に書きましたが、顎と鼠径部とは非

常に関係があり、鼠径部の異常は婦人科疾患に影響を及ぼしますので、婦人科疾患の場合は特に鼠径部を精査します。

【治療方法】❶婦人科に関する筋肉の治療方法…梨状筋と呼ばれる臀部にある筋肉は、婦人科に関係があります。筋肉ですので、甘い物にも関係のあることがあります。

❷骨盤内の虚血の治療方法…「第六章　自身の身体をチェックしてみましょう」に書きましたが「次髎《じりょう》」がこの経穴に当たります。腰が冷えているので骨盤腔内の血流を更に促進するために、刺した鍼の上にモグサの塊を乗せて腰を暖めます（灸頭鍼と呼ばれる治療方法です）。

❸甲状腺の治療方法…「第六章　自身の身体をチェックしてみましょう」に書きましたが、症例

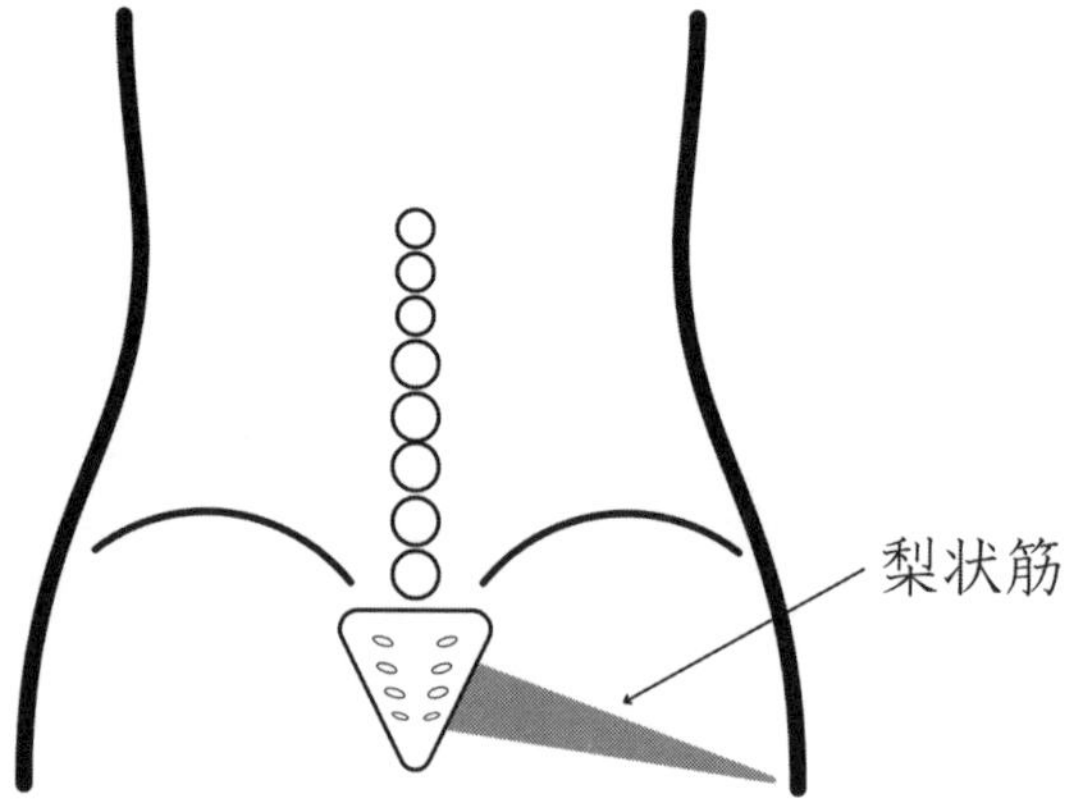

図 5-3　梨状筋

1の「腎」の治療と同じです。卵巣も甲状腺も「腎」に属し、「腎」はホルモンに関係します。鍼灸治療で甲状腺の反応が陽性のとき、甲状腺の検査を受けていない患者さんには、病院での検査をお願いすることもあります。しかし、病院では異常なしと診断された場合でも、隠れ甲状腺疾患の場合も多々ありますので、注意が必要です。

❹遺伝的な体質に対しての治療方法…「病、膏肓に至る」という有名な言葉があります。通常は、「やまい『こうもう』にいたる」といいますが、「肓」という字が「盲」に似ているからです。しかし本来は「こうこう」と読みます。

「病、膏肓に至る」とは、「病気が『膏肓』に入り込むと治らない」という意味から転じて「物事に熱中し過ぎてどうしようもないほどの状態にな

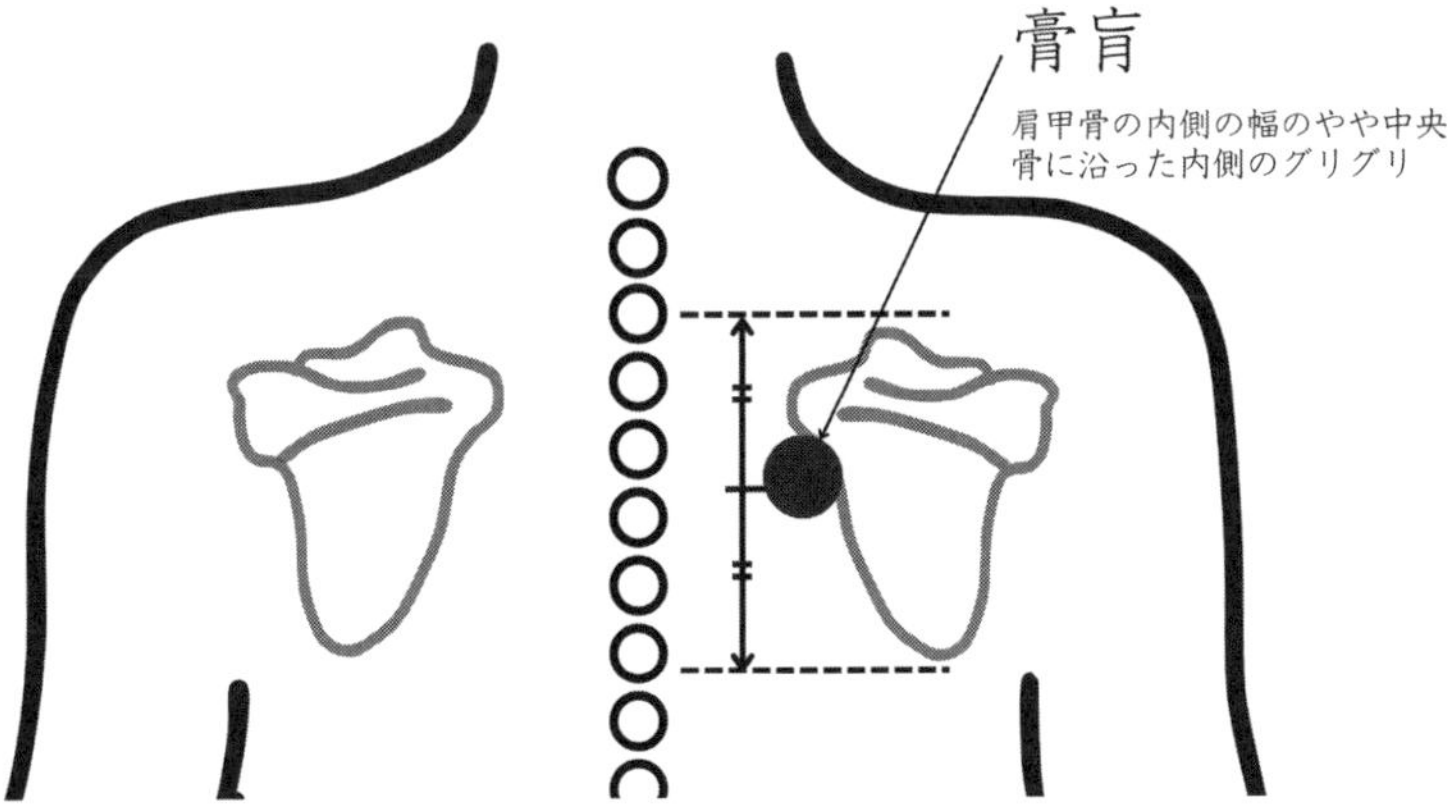

図 5-4　膏肓

る」ことをいいます。

この「膏肓」は経穴の名称で、松本岐子氏が、「病が治らないということは遺伝的な体質や病状を表しているのではないか」と考えて、臨床で使用して効果をあげている経穴です。親が甲状腺疾患で、子どもも同様な症状になったときに、遺伝的な体質と考えて「膏肓」に施灸すると甲状腺の反応を表す頸部の圧痛が改善していくことがよくあります。この患者さんには、母親が流産しやすい体質であり治療に加えました。膏肓はお灸に馴染みが深く、一回に約15〜21壮施灸します（施灸の回数は「壮《そう》」と教えています）。
❺甘い物の治療方法に関しては「第六章　自身の身体をチェックしてみましょう」も参照下さい。
❻顎関節症に対しての治療方法…顎関節と鼠径部は非常に関係あり、鼠径部はまた婦人科疾患と大変関係があります（「第二章　女性。産む性、育てる性」、「第六章　自身の身体をチェックしてみましょう」には、鼠径部の重要性が書かれています）。
実際の治療法は説明し難いところがありますが、鍼灸治療では鼠径部の所見はよく改善、消失させることが多いです。

12月初旬の初診より毎週1回の治療を行い、半年経過したときにホルモンの状態も良好なので、次回の生理の3日目に病院に行き、凍結してあった受精卵を子宮に戻すことになりました。ところが、生理不順ではないのに生理が無かったため、検査をすると自然妊娠したことが分かりました。おそらく、婦人科器そのものの異常が少なかったので、それらの働きを妨げている条件を改善させたことで妊娠につながったのでしょう。

この不妊症の症例は、先の症例1や症例2のように、大元の原因となる甘い物や虫垂炎の手術というような特別な原因が見当たりませんが、どれが主たるバックグラウンドというより、色々な所見をそれぞれに改善させた鍼灸治療の相乗効果が表れたと考えられます。

夫の精子の運動能力が少々低くて数が少なくても、女性の身体が健康になれば、たとえ精子が少なくても精子をキャッチする能力が高まるのかも知れません。子孫を残そうというのが自然本来の目的なので、その本能がフル稼働した結果でしょう。安定期を過ぎてから、安産に向かっての治療を再開しました。途中で一度逆子になりましたが、これも鍼灸治療ですぐに改善しました。

甘い物や小麦粉の摂取を極力避けることや、特に夏はクーラーの当たり過ぎに注意し、冷たいものを飲まないようにするなど、身体を冷やさない生活をするように指導しましたが、それをよく守って下さいました。予定日の5日前に羊水が少ないということで入院し、陣痛促進剤を使用しましたが、2時間で出産に至り、初産としては超安産だったとの報告がありました。赤ちゃんの体重は3000グラム以上でしたが、胎盤の重さが少し軽かったため、医師から「赤ちゃんは子宮が少し狭いと感じたかもしれませんね」といわれたそうです。

そして、医師から「大腿（太もも）内側がとても柔らかいですね、何かしていましたか」と質問されたそうです（このようなときに「鍼灸治療をずっと続けていました。そして鍼灸師から大腿内側を緩めるように指導されていました」ということを医師に伝えてもらうと有難いのですが…）。大腿内側を柔らかくするのも安産治療の一つで、出産に向けて毎日少しずつ揉んでいってもらい、出産間近の頃には、夫が大腿内側に乗っても痛くないくらい柔らかい状態にします。

3つの症例をご紹介しましたが、通常の西洋医学では考えられないような病状を東洋医学独特の視線で治療すると、非常に興味ある効果の優れた結果に驚くことが多々あります。

鼠径部の痛みで来院された40歳代の看護師が、その原因が2歳頃の天然痘の予防接種の接種痕であったり、右の五十肩様の痛みが長年の飲酒が原因であったり（このような方は少なからずおられます)、前述したようにムズムズ病の28歳の女性の原因が22歳の歯列矯正が原因であったり、80歳代男性の左側頭部痛が、戦争で敵の銃弾が左の中指と薬指の間を貫通し第2関節から指を切断されたことが原因であったり…等々、「えっ!」と思われるような症例があります(もちろん治らなかったり、改善させられなかったり、まったくお手上げのような症例も少なからずあります)。

多くの鍼灸師は、発表しないだけで様々な症例を持たれています。

なかなか改善しない、何だかよく分からないような症状がある、西洋医学ではすべての検査が正常で悪いところはないといわれたが、症状は相変わらずである、身体の状態を鍼灸の見地からチェックしてほしい、体調を維持したい…等々がございましたら、是非一度、鍼灸治療院の扉を叩いてみて下さい。

お待ちしております。

第六章　自身の身体をチェックしてみましょう

(1) 東洋医学の診断

西洋医学では、治療の前に様々な検査が行われます。血液や尿・便、あるいは、レントゲン、MRIやCT、心電図など、いずれも大がかりな検査で病気や症状の原因を調べます。

鍼灸治療には、「**病は大表（体表）に出ず**」という言葉があります。病気というのは、必ず表面に現れてくるものであり、東洋医学では内部の病気が表面に現れてくる様々な徴候を東洋医学特有の検査で窺い、そして診断します。ですから、西洋医学のような大がかりな検査はなく、また器具も用いず、ほぼすべて視覚や手で触れるなどの五感を駆使して診断していきます。

その主要な診断方法は、脈診、舌診、腹診、背候診などでしょうか。

脈診は、西洋医学でも行う手首の脈を診る診断です。しかし、東洋医学（鍼灸）の脈診は、たった数㎝の手首の部位で相当な種類の脈を区別していきます。例えば、速さ・強さ・硬さ・幅・長さなど、あるいは、臓腑の状態などを診て病気や症状の原因を判別し、それを基に治療していきます。舌診は、舌の色や舌の表面の苔《こけ》様の分布や湿潤などの状態を観察し、病気や症状の診断をします。腹診と背候診は、腹部や背部の特定の部位や主訴、症状などに対して主に指で押圧したりして、圧痛（押圧したときの痛み）や違和感などから病気や症状の原因を推測していく診断方法です。

いずれの診断も相当な訓練を必要としますが、なかでも腹診と背候診は鍼灸治療を知らない方でも押圧方法さえ理解できれば、この所見が何と関係があるのかをある程度調べることができます。「第二章　女性、産む性、育てる性」で述べたチェックポイントは、まさにこの腹診と背候診です。

本章では、そのチェックポイントの押圧方法や位置を具体的に記述していきます。そして、圧痛や感覚異常（無感覚も含む）、硬結（硬く塊状の感触）、緊張などがありましたら、一部ではその治療方法も書かれていますが、治療法の書かれていない項目で異常が感じられる場合は、ホームページなどで、特に「キー子スタイル」を取り入れている鍼灸治療院を検索されて、実際鍼灸治療を受診していただきたいと思います。

ただし、チェックポイントに圧痛などの異常があっても、必ずしも記載されている項目に関係があるとは限りません。他の原因と関係があることがあります。また、婦人科関係の症状でお悩みの方、あるいは、常日頃自らの身体の状態をチェックされたい方、そしてある程度は男性はじめどなたにでも関係のある所見もありますので、お時間のあるときにでも自らの身体の状態に向き合ってみて下さい。

《押圧の方法》

これから、「女性、産む性、育てる性」で述べたような私たちが婦人科疾患で来院された患者さんに対して、必ずあるいはよくチェックする所見を述べていきます。皆さんも、是非、以下の所見（異常の反応の現れる部位）を調べられて自らの婦人科の状態を観察されてみて下さい（女性のための所見の取り方ですが、一部は男性も関係のある部位もあります）。また、男性の場合には、同じ所見が女性と違った意味を持つこともあります。しかし、圧痛などがあったら、男性でも何らかの異常が始まっている徴候かも知れません。

押圧の圧力は、それぞれの患者さんの痩肥にもよりますが、押圧する指の第1関節程度の深さで行います。少し肥満気味の方は、やや強めに少し深めに押圧し、また、少しの押圧で圧痛が出る時には、それ以上押圧しないようにして下さい。また、第三者に、同じような体格の他の方と同じような押圧で同じ部位を比較していただくことも分かりやすいでしょう。

鍼灸治療での寸法の計り方は、主に「寸」という単位で行います。患者さん本人の母指の第一関節の幅を「1寸」とします。また、人差し指・中指・薬指を着けて、その3本指を合わせた第1関節の幅を2寸とします。あるいは、特定の間の距離を～寸と決め、それを等分することもあります。例えば、ヘソから恥骨上縁までまっすぐに下に下ろしたヘソから恥骨までの距離を5寸とします。押圧する場所は、ピンポイントではなく、コイン大程の範囲で圧痛などが一番出るところ、少し固さを感じる、押さえた場所ではなく他の場所に響く、違和感がある……などをターゲットにします。指1本で押圧すると、指を痛めることがありますの

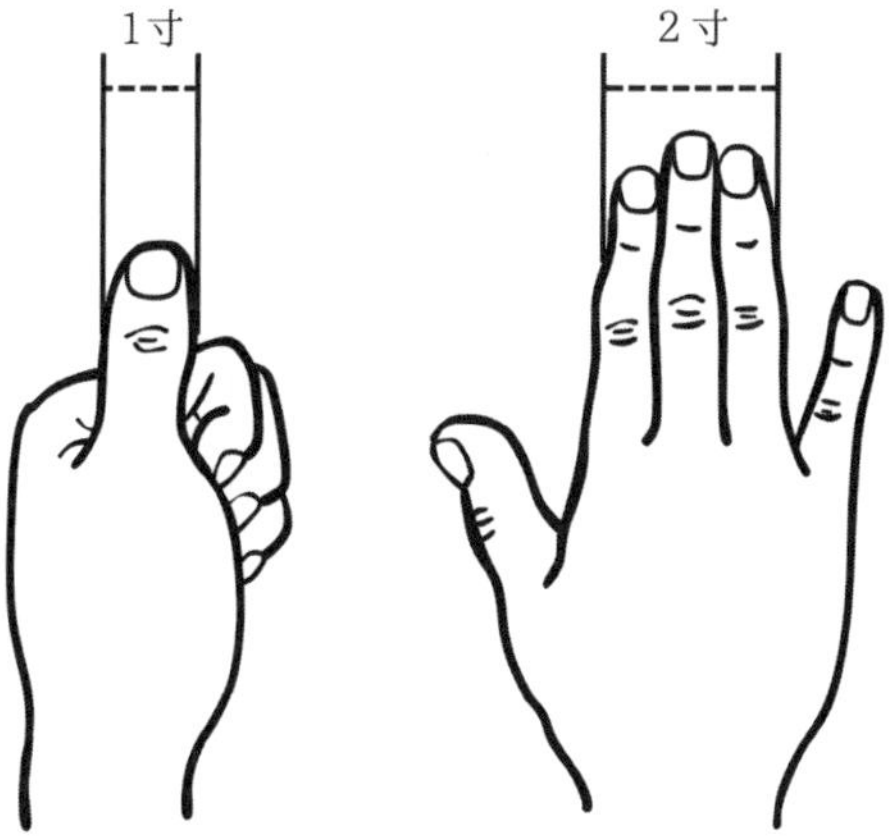

図6-1　寸法の計り方

で、必ず押圧する指を他の指で補助します。人差し指を使用するときには、人差し指の爪の上に中指を置き、中指で押圧するときには、両側の人差し指と薬指で挟むようにして、いずれも、やや第一関節を曲げて手のひらの中に卵を軽く握るような感じの形にして、皮膚に指を垂直に立てるように押圧します。以後、特に指示のない場合には、この押圧方法で行います。

【補足】前述しましたが、鍼灸治療には様々な考え方や治療法があります。これから述べる所見の取り方は、「長野式治療法」と「キー子スタイル」と呼ばれる治療法であり、特に腹部や背部を押圧する所見の取り方は、主に「キー子スタイル」で行っています。

(2) 所見をチェックしてみましょう

① 子宮と卵巣

卵巣や子宮そのものに病変や異常が見られる、あるいは医療機関で卵巣や子宮疾患のときには、直接卵巣や子宮の反応を表す部位を押圧します。そしてこの部位は、西洋医学の子宮や卵巣の解剖部位に近い場所です。子宮の反応点は、ヘソから恥骨上縁に向けて垂直に下ろしたライン上を5当分したときの、ヘソから3寸下の左右5分のところ（経穴名は「気穴」）（5分＝

1寸の半分)。卵巣の反応点は、ヘソから恥骨上縁に向けて垂直に下ろしたライン上を5当分したときのヘソから3寸下の左右2寸のところ(経穴名は「水道」)。また、ヘソから恥骨上縁に向けて垂直に下ろしたラインの3寸下から左右に約2寸の幅を結んだ線の上下約1㎝の幅は、婦人科ラインというエリアで、婦人科器に何か異常がある場合には、このエリアに圧痛などの感覚が現れてきます。鍼灸院で、子宮筋腫が発見されることもよくあります。また、排卵中やその前後は、排卵している卵巣にやや圧痛があったり、硬く感じることもあります。

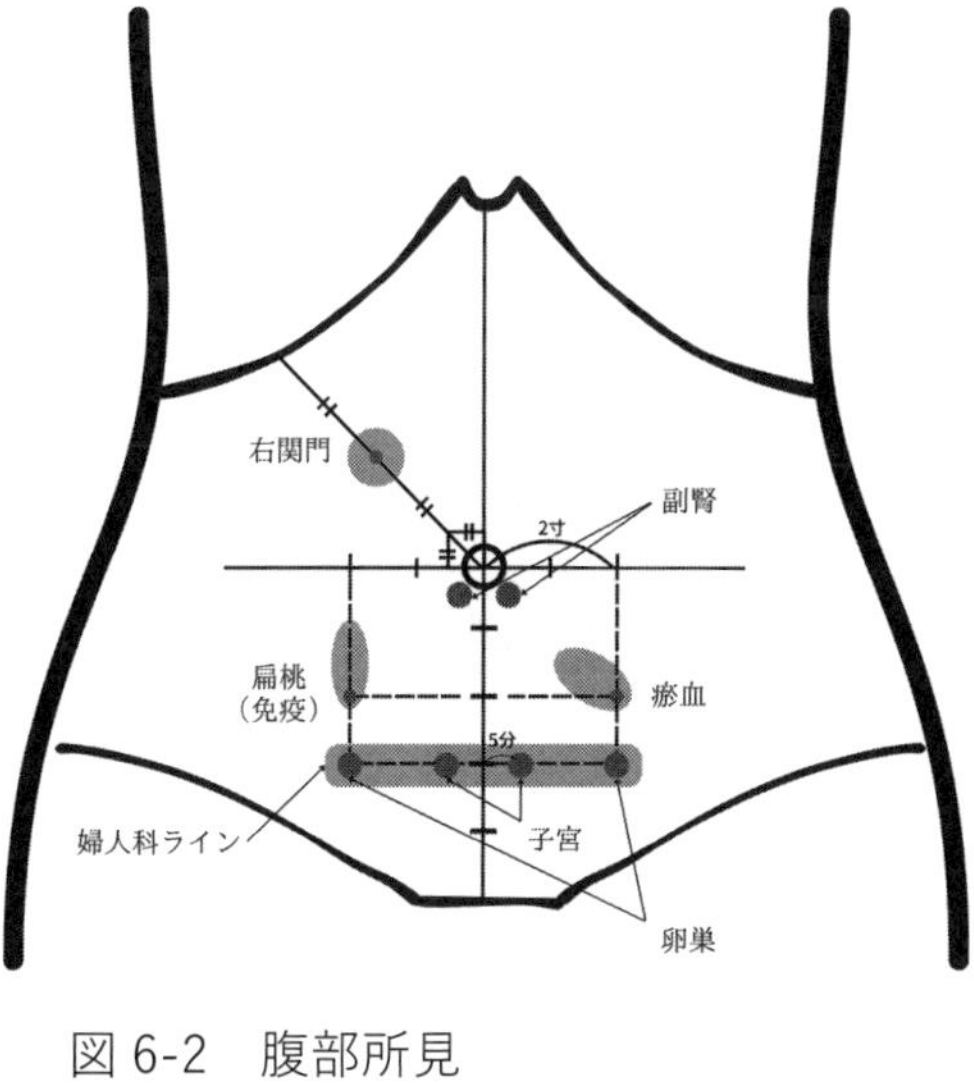

図 6-2　腹部所見

② 鼠径径部

ここは、婦人科疾患の異常に非常に関係のある部位で、必ず所見を取ります。

《押圧の方法》

骨盤の前方を上部から下の方に骨に添って触れていくと出っ張りに触れます。(ここを点Aとします)その出っ張りから骨盤に添って下り、恥骨の上縁を横に延ばした線と交わるところを取ります(ここを点Cとします)。

この点Aと点C、それにその間の中央付近の点をBとし、鼠径部の圧痛は、これら点A・点B・点Cの3個所を押圧します。

厳密に3点というより、点A~点Cの間をよく調べ圧痛や違和感などのある部位を探してみ

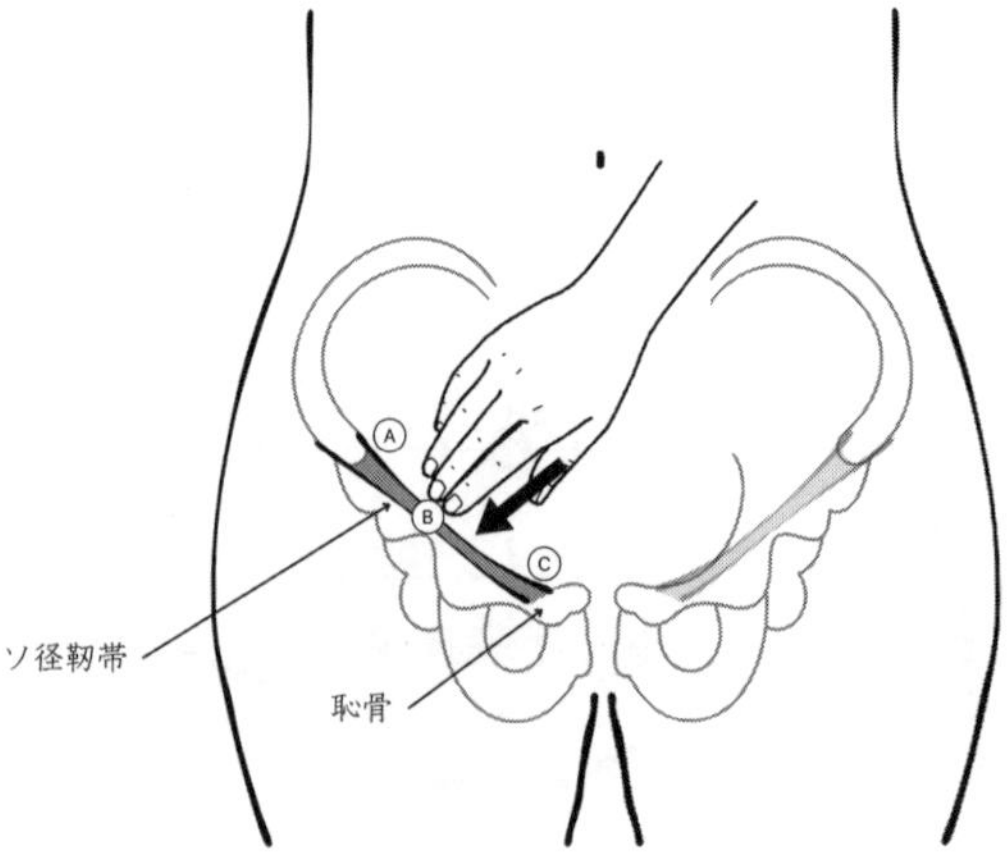

図 6-3　鼠径部の押圧

るというような感じがよいかと思います。

押圧の方法は、手の指を伸ばしてくっつけるようにし、鼠径部に対して垂直に、腹部の皮膚に対して約45度で指を伸ばしたまま中指を中心にして行います。また、恥骨の脇も加えます。ここは垂直に押圧します。

③太腿（内もも）内側

ここも、婦人科疾患の異常に非常に関係のある部位で、必ず所見を取ります。

脾経と書いてあるラインは、俗に膝のお皿、膝小僧（正式には膝蓋骨といいます）と呼ばれる膝の骨の内縁を鼠径部に伸ばした線。腎経と書いてあるラインは、膝裏の内側に固いスジ（腱）に触れますが、その

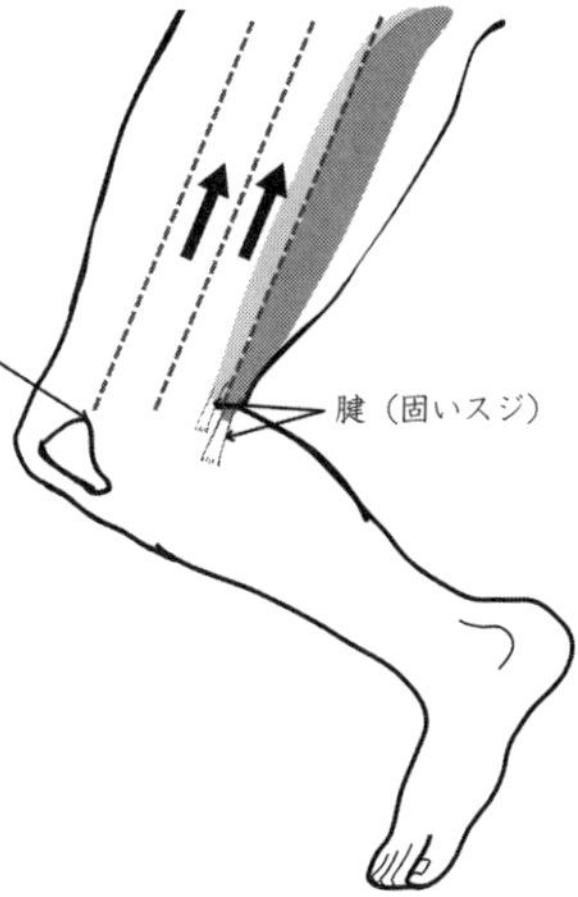

図6-4　内もものライン

腱から鼠径部に向けて伸ばした線。肝経は、脾経と腎経のほぼ中間部に当たる線。

《押圧の方法》

この3本の経絡を、必ず膝から鼠径部に向けてマッサージ、あるいは、指圧などを施します。テレビなどを見ながら、あぐらをかいて手のひらや握り拳で押圧したり、あるいは、100円ショップなどで販売しているマッサージ器具で押圧したりさすりあげたりしてもよいでしょう。最初は圧痛が強い事があるかもしれませんが、そのときには無理をせずに少しずつ強くしていきます。

④扁桃（ⅰ）（免疫の強化）

扁桃は、以前は扁桃腺と呼ばれていましたが、現在では扁桃は空気や食事が外部から入ってくるときの最前線の免疫器官として位置づけられています。ですから、ホルモンの変化に日々さらされている女性にとっては、免疫も低下しやすい環境にあり、免疫の強化が大変重要となります。

《押圧の方法》

その扁桃の異常を表す部位は、ヘソから右横へ2寸、そこから真下へ2寸（経穴名は「右大巨」）〜その上1寸（経穴名は「右外稜」）のところにあります。押圧の方法は、最初に述べましたような真下に向け第1関節の深さ位までです。腹部の押圧は、特に断りのない場合は、この押圧方法となります（図6－2の「腹部所見」を参照）。

⑤ 腹部瘀血（正常な働きをしない血液）

「瘀血」の反応を表す部位は、ヘソから左横へ2寸、そこから真下へ2寸（経穴名は「左大巨」）のところにあります。また、そこから1寸上を更に内側に1寸5分（経穴名は「左中注」）の場所と「左大巨」を合わせたエリアまで広がることがあります（図6－2の「腹部所見」を参照）。

充分に生理血や産後の悪露が排出されなかったりすると、「瘀血」が発症してきます。また、手術や強い打撲などでも発症します。女性の「血の道」と呼ばれる症状にも深く関わりがあります。女性にとって非常に重要な反応部位です。

⑥ 副腎

副腎は、非常に大切な器官で様々なホルモンを生成し、特に副腎皮質ホルモンは生命維持に重要な働きをしています。更年期になると、卵巣で作られていた女性ホルモンがなくなり、女性ホルモンは少しですが副腎から作られるようになります。そのために、更年期の患者さんには、必要不可欠な治療部位となります。

《押圧の方法》

ヘソを中心として、その周囲5分(1寸の半分)程度外方に円を描き、それを時計とみなします。その時計の4時と8時付近が副腎の反応となります(図6－2の「腹部所見」を参照)。ここは、垂直ではなくヘソの中心の下方に向け45度位の角度で押圧します。

⑦ 肝臓・胆嚢・膵臓の出口(経穴名は「右関門」)

肝臓では消化液の胆汁を生成し、それは総肝管を通って胆嚢に蓄えられ総胆管を通って十二指腸に注ぎます。また、膵臓からは同様に消化液の膵液が膵管を通って十二指腸に注ぎます。総胆管と膵管は、十二指腸に入る前に一緒になりオッディ括約筋という筋肉によって消化液の分泌を調節します。そのオッディ括約筋の所にある経穴が「右関門」です。

ですから、この「右関門」に圧痛や硬結などがあると、肝臓・胆嚢・膵臓のいずれかに異常があると判断しますが、主に膵臓の異常の場合が多いです。

甘い物や炭水化物（糖質）を過剰に摂取し、血糖が高くなったのを下げるインシュリンが過度に分泌される糖代謝の異常の所見となります（甘い物については「第三章　命は食にあり」で詳しく述べられています）。

また、甘い物の摂り過ぎは、膝下のふくらはぎを把握すると分かります。痛みがありますが、ときには激痛となることもあります。身体のどこでも、筋肉痛の場合には、この「右関門」を押圧すると軽減することがあります。ふくらはぎの把握痛が「右関門」を押圧して改善する場合は、糖代謝の異常、つまり、甘い物の摂り過ぎです。

《押圧の方法》

ヘソを通る腹部の中心線と直角に交わる水平線を描きます。ヘソから右上の直角の部分に2等分線を描きその線が肋骨に当たるところとヘソの中点が「右関門」になります。甘い物を取りすぎている方は、圧痛や硬結が感じられます（図６－２の「腹部所見」を参照）。

⑧ 肝臓

前述しましたように、「肝」のグループは、「瘀血」や子宮など婦人科に関係が非常に深いです。

東洋医学では、もちろん肝臓そのものの臓器もターゲットにしますが、肝臓も含めて肝臓に関係のある事象をひとまとめにして「肝」というグループで考え、その様々な事象がそれぞれに繋がりを持っていると考えます（第二章　図2－2「肝」のグループを参照）。

また、帝王切開などの手術での麻酔やホルモン剤などの長期の服用などの薬の影響でも、押圧すると圧痛や違和感、鈍痛などが現れることがあります。もちろん、長期の飲酒でも異常が現れます。

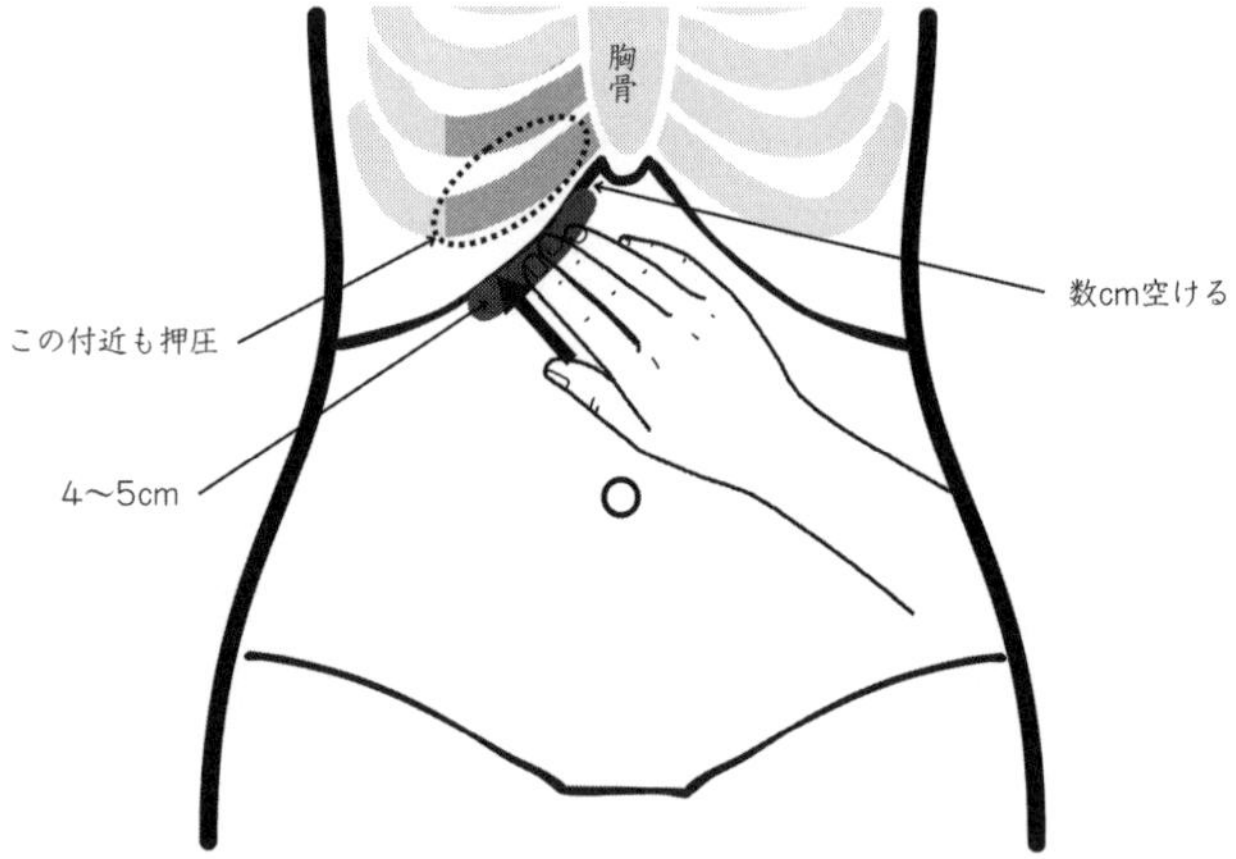

図 6-5　肝臓の押圧

《押圧の方法》

胸の上部中央にある骨（胸骨）に接している右の一番下の肋骨に、鼠径部で押圧したように、肋骨に対して垂直、腹部の皮膚からは45度位の角度で、肋骨のやや下から手指をまっすぐに平らに付けて肋骨の下に入れるように押圧します。

胸骨から数cmの所から4～5cm位の幅の間を2～3か所押圧します。肋骨部を前出の鼠径部と置き換えると鼠径部の押圧方法と同じです。また、もう一つは、一番下あるいはその上の肋骨・肋骨の間を、やはり胸骨から数cmのところから4～5cm位の幅の間を2～3か所をあまり強くなく垂直に押圧します。胸骨の左側も同様に押圧し、比較してみると分かりやすいです。

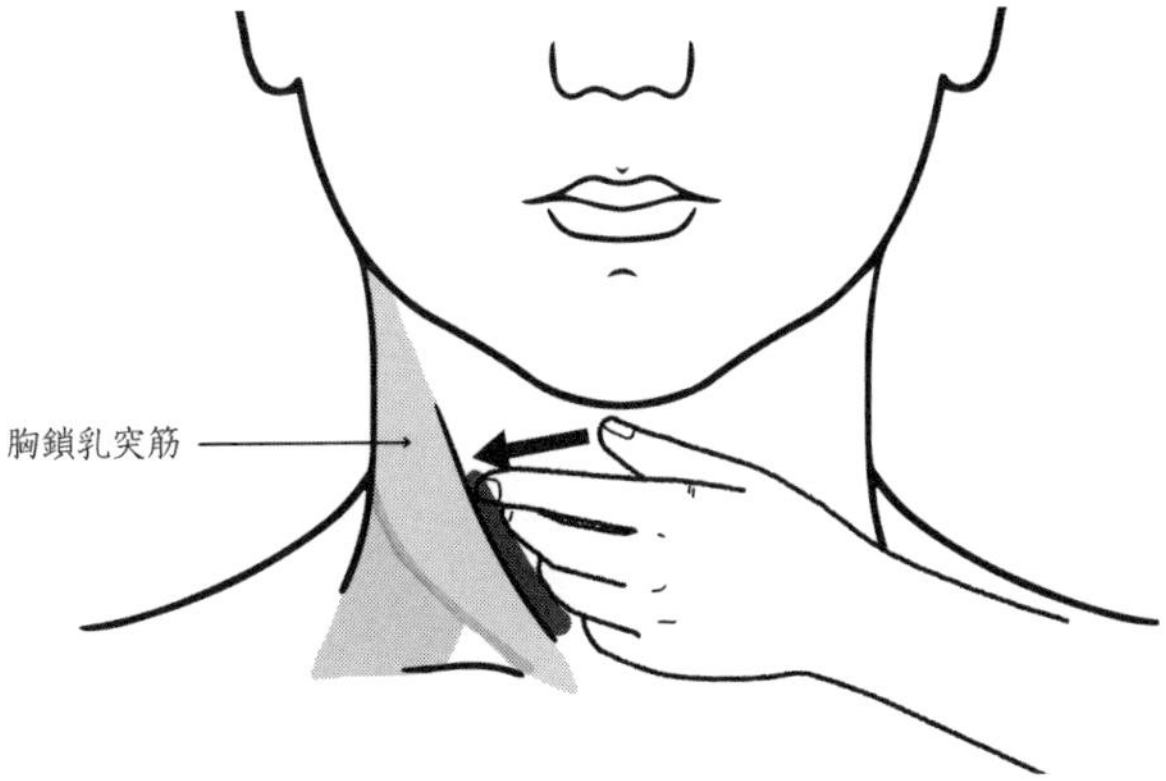

図 6-6　甲状腺

となります。

⑨ 甲状腺

甲状腺ホルモンは、流産や不妊に関係がありますので、女性にとっては大変重要なホルモンとなります。

《押圧の方法》

頸をまっすぐにすると、耳の後ろから鎖骨の内側に張っている筋肉が見えます。この筋肉を「胸鎖乳突筋」といいます。頸の中央付近に見られる突出物のノド仏と呼ばれる骨があります（特に男性は大きく出ています。女性はあまり目立ちませんが触れると分かります）。甲状腺は、ノド仏からやや下方の胸鎖乳突筋との間にあります。

胸鎖乳突筋の内縁のやや内側は通常柔らかく、押圧すると指が入っていきます。この柔らかい部分を前方より垂直に、やや心持ち胸鎖乳突筋の内方奥に向かってゆっくりと丁寧に押圧します（逆方向のノド仏に向けて押圧すると、気管が押されて咳が出たり苦しくなりますのでご注意下さい）。ノド仏のほぼ脇の高さから約1㎝間隔に2～3か所押圧します（最近の若い女性の頸は長くなっており、3か所位押圧することが多いです）。圧痛や硬い感覚があれば甲状腺に異常があると考えます。医療機関で異常なしと診断されても、異常と診断される前段階と考えられます。

⑩扁桃（ⅱ）（頸部）

腹部の扁桃だけでなく、頸部にも扁桃の反応点があります。口の端（口角）の高さで、頸側方の胸鎖乳突筋の後縁の交点がほぼ頸部の扁桃の反応点です。頸を少し後方に屈すると、胸鎖乳突筋の後縁付近に少し凹みができ、扁桃が悪い（免疫力が低下する）と押圧したときに圧痛があったり硬い塊に触れます。ご自身でチェックするときは、母指以外の４本の指を側頭部に置き、母指で押圧するようにすると分かりやすいです。

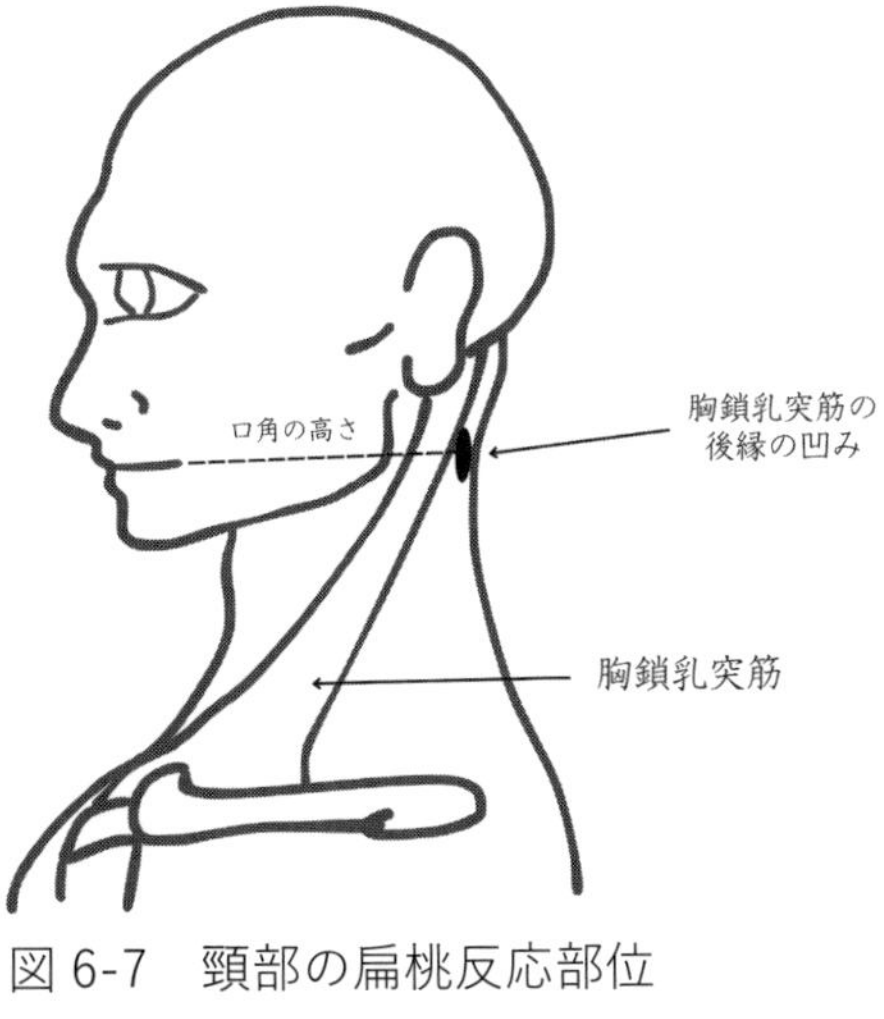

図 6-7　頸部の扁桃反応部位

⑪ 女性ホルモン

骨盤で囲われた内側（骨盤腔内）には、婦人科器官の代表的な卵巣と子宮があります。骨盤腔内の血流が滞ると、卵巣や子宮が充分に働けません。そして、卵巣から分泌される女性ホルモンにも影響が及びます。その骨盤腔内の血流を改善する経穴が腰部の仙骨にある「次髎《じりょう》」です。

腰部の脊柱のすぐ脇を下方に指を滑らせていくと指が止まるところが仙骨の上縁になります。また仙骨は尾骨の上にあり、尾骨の先端から上に指を滑らせていくと段になっている部位があります。そこが仙骨の下端となり、それを三角形の頂点と考えて上縁の外端と結んだ三角形ができます。その範囲が仙骨です。

仙骨を5等分し、上から2番目の等分点を仙骨

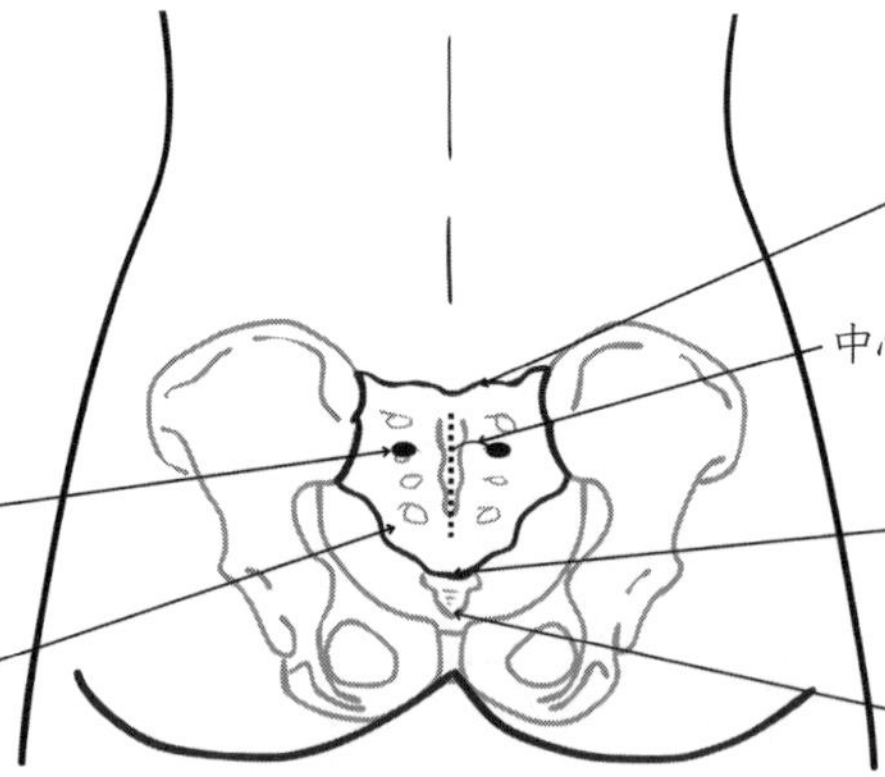

図 6-8　次髎

中央から約1cm外方が「次髎」です。ほんの少し凹んでいて、圧痛はないときもあります。

治療院は通常、4cm程度鍼を刺しますが、ここが冷えている女性は、ほんのりと赤くなるまで温灸をされることをお勧めします（仙骨が分かり難い場合には、簡単な解剖の本を参照して下さい）。


いかがでしたでしょうか。

ときどき、自ら、あるいは、身近な人に各所見をチェックしていただいて、身体が訴える不調があるか否かを調べてみてはどうでしょう。何か気になる所見が出たときには、お近くの鍼灸院で身体を診ていただき、必要ならば治療してみて下さい。

鍼灸治療の神髄は「未病治」です。身体のサインを見逃さないようにしましょう。

おわりに

「鍼灸」という言葉は誰もが知っているにもかかわらず、その内容はあまりにも知られていないことにモヤモヤした気持ちを抱いていました。十年あまり前から、鍼灸治療の実際を多くの方に関心を持っていただきたく、そしてそれをいつか本にしてしたいと思いを少しずつ書き溜めてきました。その原稿を静風社のご厚意により出版することになり、5年ほど前に出版契約を致しましたが、鍼灸治療に関して皆様になるべく多くの事柄を知っていただきたい、そして広く知ってほしいとの思いでページ数が多くなり、書き直さなければならなくなりました。

そこで、まず内容量が比較的多かった女性に関する部分に焦点を置いて、「女性」と「鍼灸治療」の関わりをテーマとすることになりました。その後、編集者が変わったり、書式を変えたほうがよいのでは…等のアドバイスをいただきながら書き直したり、何度か大幅に修正したりしなければならないことがあったり、それに、私個人の諸事情などにより、この本をつくるのに相当な年月がかかってしまいました。今までに、何冊かの本を出版する機会がありましたが、機が熟さなかったのでしょうか、すべてが日の目を見ることがありませんでしたが、ようやく初めての出版を迎えることになりました。本当に様々なことが起こりましたが、多くの皆さんの支えによってようやく上梓できました。この本も、途中で何度も、今回も駄目かな…と思うことが多々ありましたが、このように長い期間がかかったにもかかわらず、弱気になる私を励まし、気長に待っていてくださった静風社の皆さんに、心より感謝申し上げます。松下優さんは、ご自身が治療や講師をされる傍ら、私の講座のオンデマンド資料の作成などの多忙な生活をされているにもかかわらず、挿入される図の作成を快く引き受けて下さり、分かりやすい図にして下さいました。本当に有難うございます。

今でも、鍼灸を取り巻く現状は、あまり変わっていないかと思います。こんな素晴らしい医療が、ほとんどその内容を知られず、また、鍼灸治療を受けていれば、様々な痛みや愁訴に悩む多くの人々が、その症状を改善させ消失させることができたのではと残念に思います。

どうか、この本を一般の皆さんに読んでいただき、鍼灸治療に対しての認識を深めていただきたいと切望しています。また、この本が様々な愁訴や症状などで悩まされている多くの女性の皆さんの助けとなることを心より願っています。そして、一度でも、鍼灸治療院に足を運んでいただければ、望外の幸せです。お待ちしています。

2024年4月　村上　裕彦

■著者略歴

村上裕彦（むらかみ ひろひこ）

1949年生
1980年　日本鍼灸理療専門学校本科卒
　　　　鍼灸治療院尚古堂を開設
1994年　長野式研究会（後に《長野式研究会 & w-key net》と改称）を主宰
2002年〜　東京衛生学園専門学校＝東洋医療総合学科　非常勤講師
2008〜2018年
　　　　神奈川県立精神医療センター・東洋医学処置室　非常勤鍼灸師
2013〜2018年
　　　　東京衛生学園専門学校＝臨床教育専攻科　非常勤講師
2017年〜　東京医療専門学校＝鍼灸マッサージ教員養成科　非常勤講師
2018年〜　神奈川衛生学園専門学校＝東洋医療総合学科　非常勤講師
2019年〜　横浜市立盲特別支援学校＝理療臨床公開講座　非常勤講師

女性《じょせい》に優《やさ》しい鍼灸治療《しんきゅうちりょう》

2024年6月30日　第1刷発行

著　　者　村上裕彦《むらかみひろひこ》
イラスト　松下優
発 行 者　岡村静夫《おかむらしずお》
発 行 所　株式会社静風社《かぶしきがいしゃせいふうしゃ》
〒101-0061
東京都千代田区神田三崎町2丁目20-7-904
TEL 03-6261-2661 FAX 03-6261-2660
http://www.seifusha.co.jp
印刷／製本　モリモト印刷株式会社

ISBN978-4-9912952-7-0
Printed in Japan